PÉRINÉE
WHAT THE FUCK ?!

Mais, franchement, pourquoi écrire un livre sur le périnée ?

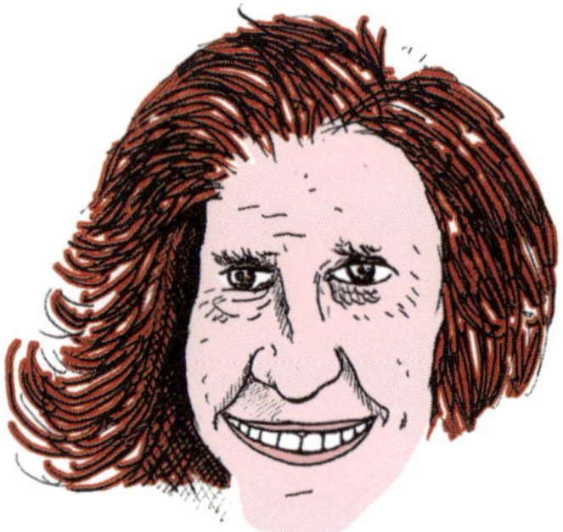

Crocheteuse d'organes, Aude est aussi professeure d'arts appliqués. Elle s'indigne et s'émerveille quand elle découvre son périnée lors de sa première grossesse. À défaut de l'avoir encore crocheté, elle a embarqué tout le monde dans la réalisation de ce livre.

35 ans pour découvrir son existence ! Y a de quoi en pleurer ! Personne ne m'en avait dit mot. Le secret était bien gardé. On ne sait jamais, au cas où je puisse apprendre à mieux comprendre mon corps, ce qui le tient debout, évite les fuites urinaires, pirate les pets vaginaux, débloque une constipation chronique ou décuple mon plaisir pendant les rapports sexuels. J'ai décidé alors qu'il fallait qu'on mette les pieds dans le plat et le périnée sur la table ! Que le périnée soit un joli mot, et non plus un gros mot. Ici, l'enjeu est intime, mais aussi social et politique. Si sur d'autres fronts (harcèlement sexuel, inégalité salariale), la parole se libère, sur cet aspect médical et biologique, il reste encore beaucoup de tabous à briser. Écrire, dessiner, témoigner, ce livre est une manière de rencontrer ce périnée qu'on avait toujours présomptueusement ignoré, de reprendre le fil de la transmission, de faire passer le message aux générations suivantes mais aussi aux précédentes. Le périnée, c'est notre héritage corporel, notre bijou de famille : il faut en prendre bien soin, le préserver et surtout le sortir de la culotte !

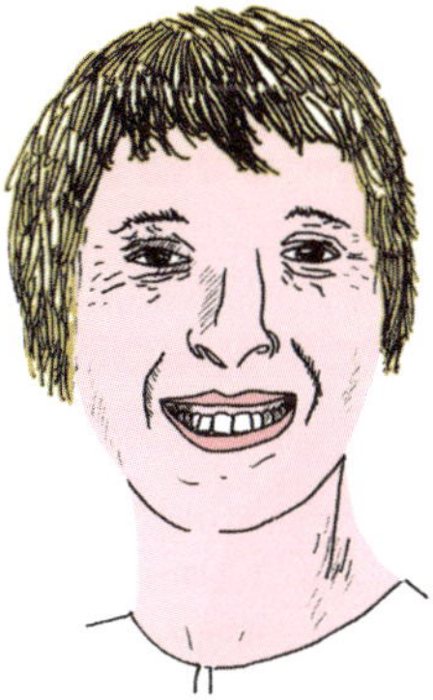

ANNE-FLORENCE LOUZÉ

Féministe et sociologue, Anne-Florence travaille dans les relations internationales. Elle épluche les articles universitaires et scientifiques, se renseigne, se documente, et devient « périnée engagée ».

Mon périnée, c'est quand je l'ai explosé que j'ai compris son importance. Foutu pour foutu, autant essayer de comprendre pourquoi. Pourquoi le découvre-t-on quand on accouche ? Pourquoi ce n'est pas grave une fille qui se pisse dessus en riant ou qui a mal pendant les rapports ? On baigne dans cette culture sexiste, le périnée n'y échappe pas. Ça reste une affaire de « bonne femme ». Et pourtant, la plupart des femmes (et des hommes) ignorent où se trouve leur périnée et combien il joue un rôle fondamental dans leur vie de tous les jours et dans leur sexualité. Pendant deux ans, nous avons pensé, mangé, aimé, jusqu'à gueuler périnée. Deux sœurs, un mec, trois manières de vivre le périnée. Le résultat foisonne dans tous les sens, on reprend les bases de l'anatomie, on déconstruit les schémas mentaux et on s'éclate à démystifier notre nouveau héros.

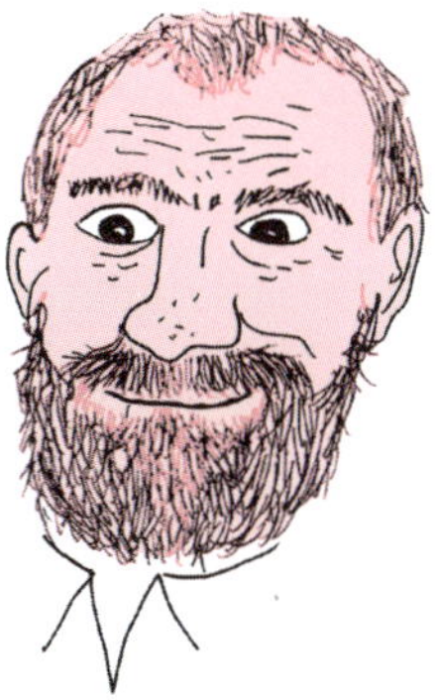

XAVIER MILLON

Dessinateur, artiste, observateur de l'humaine condition, Xavier a mis ses crayons et son regard masculin au service du périnée.

Quand j'ai vu ma femme prendre conscience de l'existence de son périnée, c'est comme si on lui avait caché un lourd secret pendant de longues années, comme si on l'avait empêchée de prendre soin d'elle. Personnellement, je m'en foutais du périnée. C'est peut-être parce que je suis un mec et que je ne m'y intéresserai que lorsque ma prostate m'y obligera. Mais j'entends ses sentiments, son envie de crier au monde entier « périnée », sa révolte féminine, donc j'ai eu envie de l'aider à faire ce livre. Et puis, de vous à moi, faire de longues séances de croquis de nus imaginatifs, réfléchir à des blagues pipi-caca, ce n'est pas déplaisant.

Préface

De Catherine Caly, sage-femme, et Hugues Caly, médecin gynécologue obstétricien et médecin légiste

De genre masculin, mais de terminaison féminine en « ée », le périnée affiche d'emblée sa couleur : il est universel, et ce livre n'est en aucun cas réservé aux femmes ! Messieurs, vous êtes également concernés !

Nous devons à Rabelais, épicurien notoire dans son fameux *Gargantua*, la première mention littéraire du périnée. C'est déjà une belle référence. Car non, le périnée n'est pas ce petit détail au bout là-bas, mais bien une des pierres angulaires de l'architecture complexe qu'est notre corps, dont le bon fonctionnement dépend également de la bonne santé de son voisinage. Ce périnée, il ne faut pas le subir, mais au contraire s'en amuser tout en le respectant. Et pour cela, il faut le connaître, en prendre les commandes, et c'est tout le propos de ce livre. Et comme il est encore plus efficace de prévenir les difficultés que de les réparer, c'est en apprenant à mieux vous connaître et à choyer ce corps dès le plus jeune âge que vous aurez le plus de chances de vivre en harmonie avec lui.

Pour se référer à Courbet, commençons par l'*Origine du monde* et l'accouchement, cause de tous les malheurs de ce périnée. Pourtant, on a essayé de le préserver : la péridurale contre la douleur et l'épisiotomie contre les déchirures. Heureusement, en France, nous assistons à une dégringolade du taux d'épisiotomies qui reste confiné à certaines situations. Combien de tragédies conjugales allons-nous éviter ? Le « point du mari » qui n'est pas une pratique médicale, mais une faute professionnelle, devrait faire partie de l'histoire peu glorieuse des violences faites aux femmes au même titre que les mutilations sexuelles. Plutôt que de couper à tort et « en travers », il faut améliorer notre façon d'aider les femmes à accoucher et écouter leurs plaintes. Fini les « c'est dans votre tête » pour une femme qui ne peut plus avoir de rapports sans avoir des douleurs pudiquement nommées « dyspareunies ».

La péridurale a été et reste un progrès majeur en obstétrique, pas uniquement pour préserver l'acuité auditive des obstétriciens, mais surtout pour permettre à la femme de vivre son accouchement et non pas de le subir. Malheureusement, les bénéfices évidents de la péridurale en termes de gestion de la douleur peuvent se transformer en une attente immobile sur une table en cherchant non pas à temporiser la douleur, mais à ne plus rien sentir et à attendre sagement que l'accouchement se fasse. En cherchant la facilité, on crée le problème car pour progresser dans le bassin de sa mère, le fœtus a besoin du mouvement constant de celui-ci. Et la future mère a besoin de sentir la progression de la tête de son enfant pour pouvoir l'accompagner.

Le travail sur un projet de naissance est tout aussi intéressant, dans la mesure où il ne s'agit pas d'une décision unilatérale, mais d'un véritable partenariat bipartite. Vous, patiente qui ne l'êtes pas forcément le jour J (cela peut se comprendre), faites confiance à ce professionnel de santé qui est là pour vous avec les contraintes nécessaires à votre propre sécurité et celle de votre enfant. Vous, la sage-femme ou l'obstétricien, écoutez les attentes de vos patientes concernant leur accouchement sans chercher à les standardiser. Il s'agit d'expériences uniques et profondément marquantes. Dans ce cas comme dans beaucoup d'autres, c'est uniquement le dialogue et la compréhension mutuelle qui peuvent faire évoluer les choses et non pas un énième consentement à signer. *« Si nous savons comprendre avant de condamner, nous serons sur la voie de l'humanisation des relations humaines. »* Edgar Morin.

Il sera également abordé dans ce livre le sujet de la santé sexuelle. Il est important de parler de sexualité quand on parle de santé. Elle fait partie des fonctions essentielles de l'être humain et le périnée en est un des acteurs prépondérants. L'OMS a publié sa définition en 1975 : *« La santé sexuelle représente l'intégration des éléments somatiques, affectifs, intellectuels et sociaux de la vie sexuelle, de façon à favoriser l'épanouissement et la mise en valeur de la personnalité, la communication et l'amour. Le droit à l'information sexuelle et le droit au plaisir sont des valeurs inhérentes à ce concept. »* Vaste programme ! Plus que légitime, mais qui apparaît encore, quarante-cinq ans après sa publication, comme la quête du Graal. C'est particulièrement dans ce chapitre de la santé sexuelle que le périnée des hommes entre en jeu. S'ils n'ont pas à subir sur leur périnée les dommages réservés aux parturientes, il leur est néanmoins primordial dans la fonction sexuelle, mais aussi dans les fonctions d'excrétion. Autant dire que c'est un organe majeur...

La multiplication de règles normatives sociales ne fait rien pour arranger les choses. Le dogme de l'esthétique impose ses codes sur les canons de la beauté féminine. Là encore, le juste milieu n'a pas sa place. On valorise tantôt des silhouettes pré-pubères amaigries et androgynes, tantôt des poupées siliconées des lèvres au postérieur en passant bien évidemment par la poitrine. Tout cela sans égard ou au détriment du volume cérébral. Revenons aux Vénus de Botticelli ou à celles de Botero, bref rien ne vaut le bio pourvu que l'on ait l'ivresse. Mais ces normes touchent également l'esthétique intime ! Il est de bon ton d'adopter une vulve imberbe de petite fille, très éloignée de la diversité réelle des vulves féminines et bien sûr, pour les hommes, le mètre étalon se nomme Rocco. Codes esthétiques très largement diffusés par la pornographie et qui servent, malheureusement, souvent de référence à nos adolescents : vision viciée et artificielle du plaisir.

Michel Foucault disait, à propos des normes sociales, *« la normalité est une obsession et le concept de folie un outil de contrôle social, une manière de stigmatiser la différence, bref une source d'aliénation pour quiconque ne cadre pas avec l'ensemble »*. Mais s'il n'y a pas d'ordre social sans règles, il est nécessaire d'avoir suffisamment d'esprit critique pour pouvoir différencier les règles de respect mutuel, essentielles à toute société, des outils d'aliénation sociale : faire la distinction entre le formel et l'informel.

Cet ouvrage reprend également une partie de l'histoire de la sexualité ainsi que les désopilantes découvertes et disparitions récurrentes du clitoris à travers les âges. Jeu de va-et-vient qui s'accompagne immanquablement de la méconnaissance de situation anatomique et fonctionnelle de cet organe d'une grande complexité : le Stradivarius du plaisir féminin, à ne mettre qu'entre les mains ou la langue des virtuoses sensibilisés à sa pratique.

Ce petit aparté sur le clitoris permet de rebondir sur un sujet qui nous tient particulièrement à cœur : celui de la psychanalyse et de ses méfaits. Pierre Desproges en parlait si bien : *« On a beau savoir pertinemment que la méthode d'investigation psychomerdique élucubrée par le pauvre Sigmund n'est pas plus une science exacte que la méthode du professeur Comédon pour perdre trente kilos par semaine tout en mangeant du cassoulet, ça ne fait rien. La psychanalyse, c'est comme la gauche ou la jupe à mi-cuisse, c'est ce qui se fait maintenant chez les gens de goût.* » Avons-nous progressé depuis ? Pas vraiment, comme le montre l'excellent film de Sophie Robert, *Le Phallus et le Néant*. On y retrouve, chez ces psychanalystes freudiens et lacaniens orthodoxes, une vision phallocratique de la sexualité dont on peut décliner les poncifs d'une violence sans nom comme suit : *« La femme n'existe pas, il n'y a que du masculin dans l'inconscient », « Seule la perversion permet le rapport sexuel », « Tout comportement humain trouve ses racines dans la sexualité et un rapport dominant masculin et dominé féminin », « L'inceste ne fait pas de dégâts, ça rend juste les filles un peu débiles... », « Plus la femme sera soumise, plus l'homme sera fort », « Les homosexuels sont des psychotiques qui s'ignorent »*... Allons-nous enfin un jour remettre en cause le complexe d'Œdipe, le diktat de l'orgasme qui se doit d'être vaginal chez la femme mûre, j'en passe et des meilleurs...

En lisant ce livre, vous avez fait le choix de profiter de l'excellent travail d'Aude, Anne-Florence et Xavier qui, bien qu'étant « profanes », ont su s'approprier de façon bien plus efficace que certains professionnels, anatomie et fonctionnalité, théorie et ressentis sous l'éclairage de notre histoire et de notre culture.

Et parce que, comme le disait Montesquieu, *« la gravité est le bonheur des imbéciles »*, c'est non sans un certain humour, une liberté de parole et une délicieuse impudeur que l'ensemble de cet ouvrage est traité. Le tout est magnifiquement et très justement illustré.

Ce que vous tenez entre vos mains est le premier ouvrage qui traite aussi largement du sujet avec la juste proportion de sérieux et de dérision. Le sésame qui vous permettra d'accéder à la précision du réglage de votre horloge périnéale. Que vous soyez, redisons-le, une femme ou un homme...

Table des matières

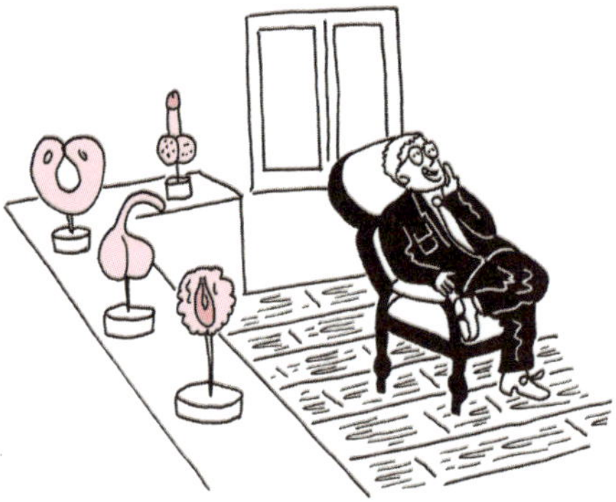

Préambule 2
Préface 4

PARTIE 1 / À LA DÉCOUVERTE DU PÉRINÉE

Chapitre 1 / C'est quoi ? ce machin ! 10
Qui suis-je ? 14
Définitions et perceptions du périnée 17
Ce qu'on dit de moi ! 18

Chapitre 2 / Anatomie et esthétique du périnée 21
Voyage en 4 dimensions 22
Hey ! Hey ! Le périnée et son homme 28

PARTIE 2 / MON PÉRINÉE & MOI

Chapitre 1 / Comment va mon périnée ? 33
Testez-le ! 34
Focus sur le fameux test du pipi stop... 36
Hey ! Hey ! Le pet vaginal, frout n'est pas prout ! 37

Chapitre 2 / Reprendre en mains son périnée 38
Périnée en péril ! 40
Périnée affaibli 42
La rééducation périnéale ! S.O.S. Docteur... 44
Les wonder women & men du périnée ! 46
Focus Les pessaires, une assurance contre les chutes 51
Focus Le périnée, ça se ménopause 52
Un périnée pas encore «complètement» adapté à la bipédie. 53

Chapitre 3 / Perinator baby 55
Pendant la grossesse 57
Le jour J 61
Et après... 63
Hey ! Hey ! Le point du mari 64
Hey ! Hey ! Panique dans le bidon 65

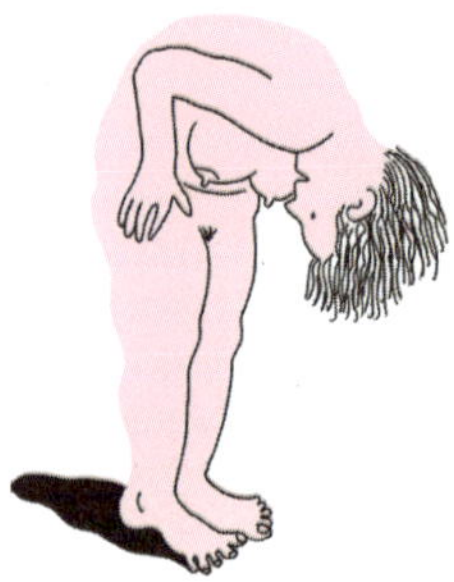

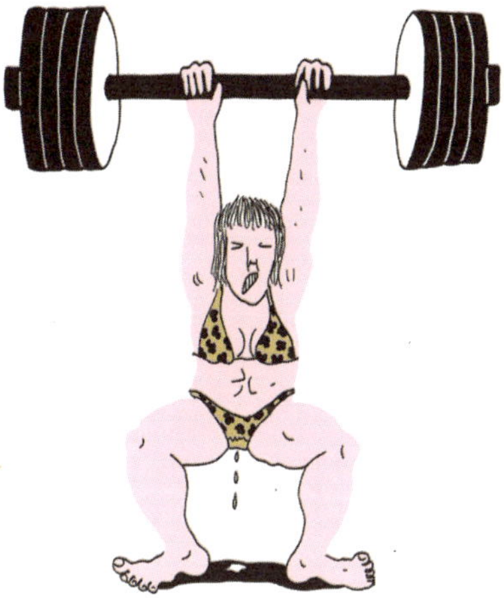

PARTIE 3 / ADOPTER LA « PÉRIN'ATTITUDE »

Chapitre 1 / L'art d'uriner sans liquider son périnée 69
Les règles du bien uriner 70
Les règles du pas bien uriner 71
Une envie pressante. 72
Hey ! Hey ! Le pipi, c'est culturel 74
Focus Le syndrome de la clé 75

Chapitre 2 / Quelques principes élémentaires pour se mettre en selle 77
Quand le derrière s'en mêle 78
Guerre à la constipation ! 79
Les règles du bien déféquer 80
Allo popo ? Bonjour caca ! 82
Le diagramme caca 84
Enfance et périnée 88

Chapitre 3 / Relâcher la pression 91
Du sport ! oui, mais périnéo-compatible ! 92
Hey ! Hey ! Avec le kung-fu vaginal, vous avez une troisième main ! 94
Focus Passeport, s'il vous plaît ! 95
Tiens-toi droit·e· et respire ! 96
Focus Le transverse, THE muscle ventre plat 98

PARTIE 4 / SEXE & PÉRINÉE

Chapitre 1 / Bien se périnaître pour mieux faire du sexe 103
À périnée tonique plus de plaisir ! 104
Les boules de Geisha 105
Gardez le sourire aux lèvres 106
Hey ! Hey ! Attention, chattes hors normes ! 108
Hey ! Hey ! Danger sur la moule ! 109
Opération de nymphoplastie 110

Chapitre 2 / Clitoris je te kisse 113
Libérez votre potentiel orgasmique 114
À quoi ça ressemble ?... 116
Focus Un clitoris tridimensionnel 118
Culture clito 119
Le point G 120
Nos amies les bêtes 121
Hey ! Hey ! La tradition du kunyaza au Rwanda 122
Un peu d'histoire 123
Comment perdre son clitoris 130
Opération d'excision 132
À vos clitos ! 134

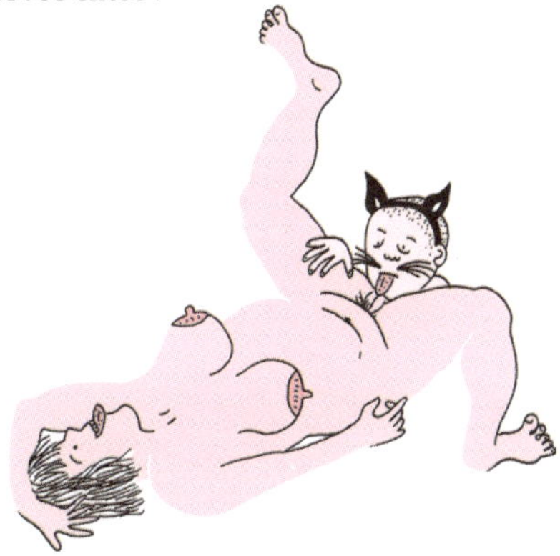

Le mot de la fin 139
Remerciements 141
Bibliographie 142

PARTIE 1

À LA DÉCOUVERTE DU PÉRINÉE

CHAPITRE 1

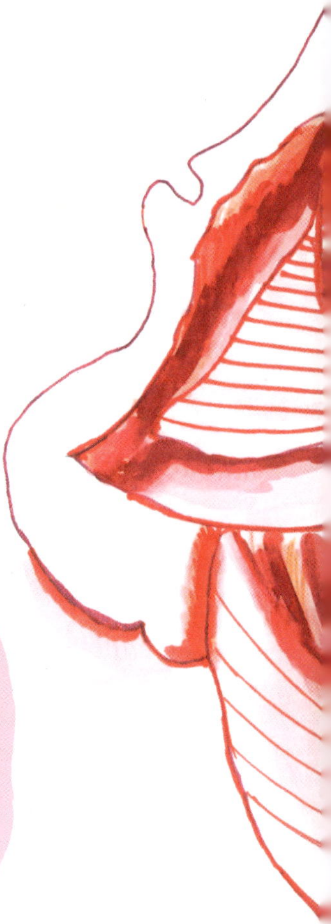

C'EST QUOI ? CE MACHIN !

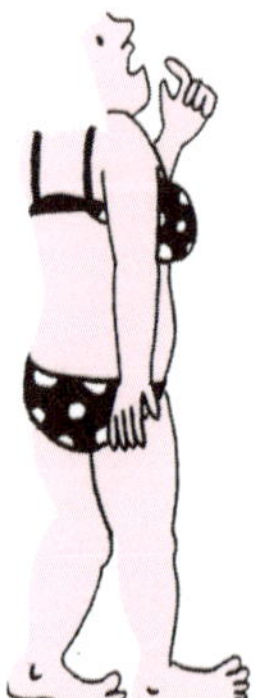

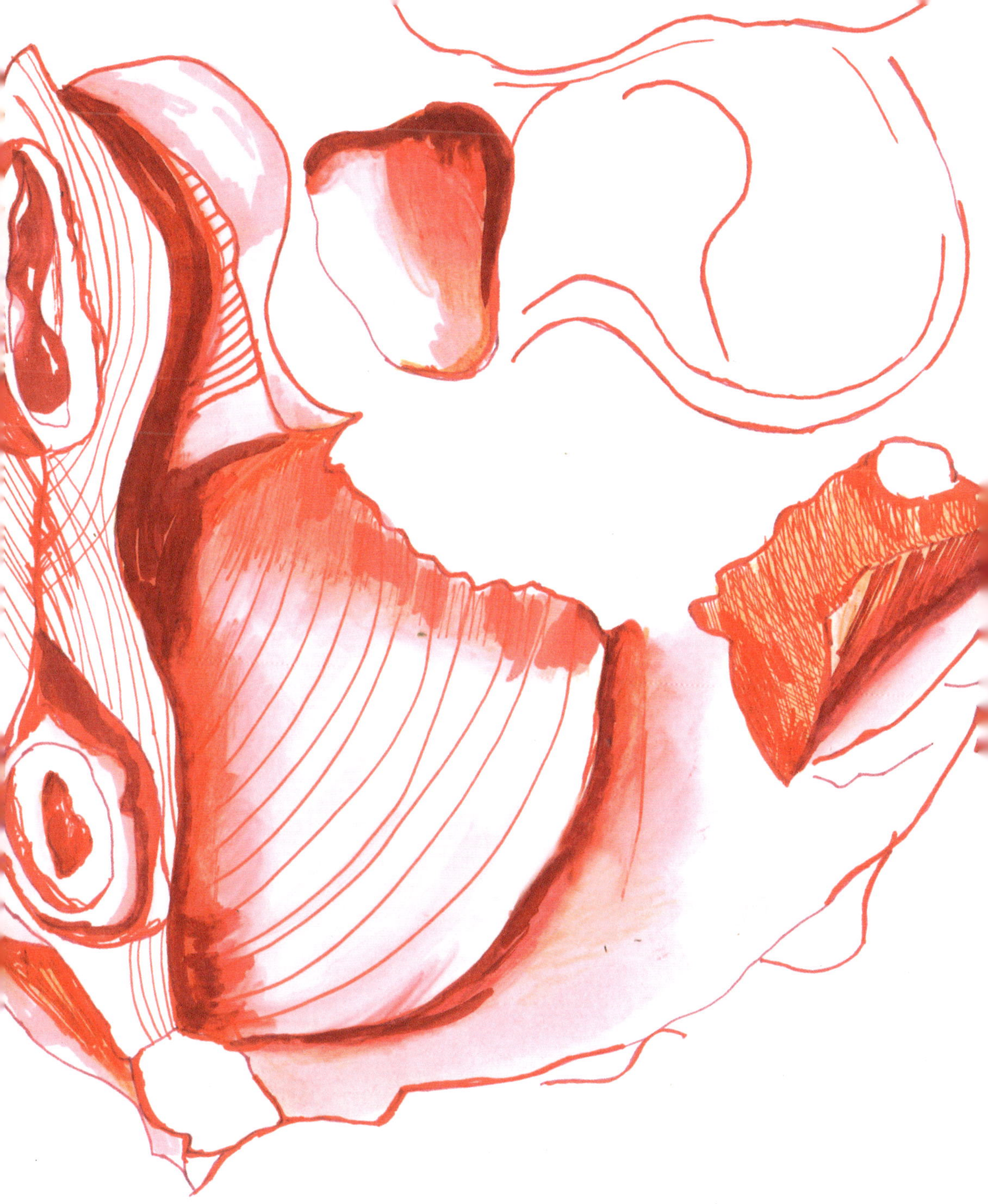

Qui suis-je ?

Je suis aussi efficace qu'un amortisseur de 4x4, je supporte le poids de tes viscères et lutte contre les pressions abdominales. Je me contracte pour maintenir tes organes. Mais si la pression est trop intense et régulière, je finis par me fragiliser.

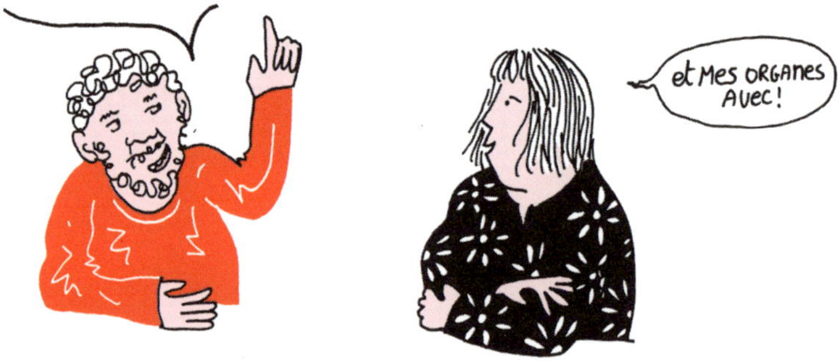

Mais qui suis-je ?

Je ne suis pas qu'un simple morceau, je suis les fondations de ton édifice corporel ! Placé au centre, je joue un rôle important dans la statique et la mobilité de ta colonne vertébrale. Eh oui, c'est moi qui permets au navire de tenir et de bouger. Sans me vanter, gérer les pressions, ça me connaît. Mais je ne peux pas tout faire tout seul !
Je travaille en synergie avec les muscles profonds de l'abdomen... Alors si tu veux me faire plaisir, tiens-toi droite et travaille ta respiration.

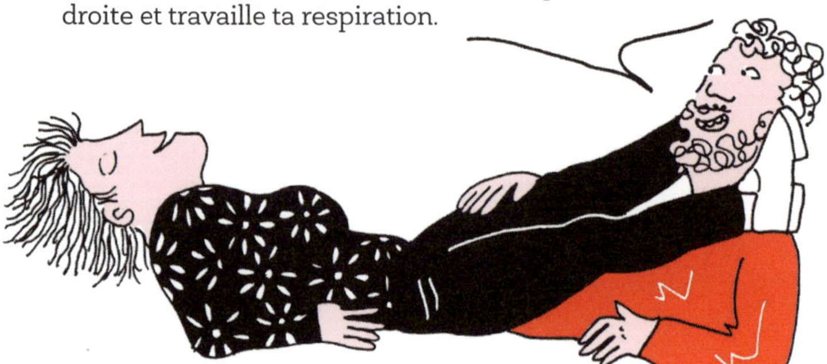

Qui suis-je vraiment ?

Je suis ta robinetterie intérieure ! J'ai une fonction de vidange et de continence. Je suis un ensemble de muscles. Ma spécialité, c'est le contracté-relâché. C'est moi qui ai le contrôle de ta vessie et de ton rectum, j'ouvre et referme les vannes...

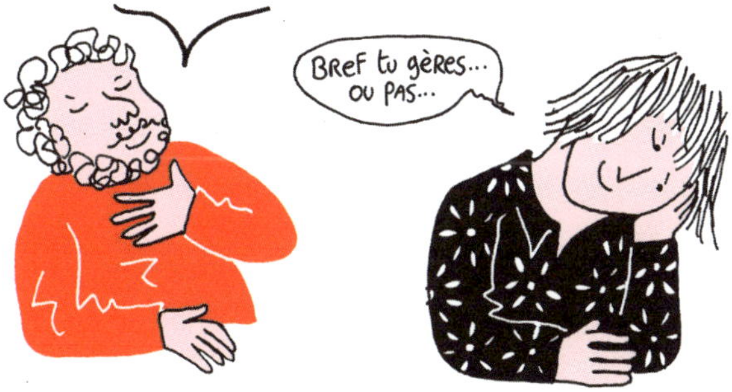
BREF tu gÈRES...
OU PAS...

Mais au fond qui suis-je ?

Je ne suis rien d'autre que la clé de ton plaisir, le roi de tes désirs. Lorsque je suis bien tonique, je me contracte. Ton clitoris n'en est alors que plus sensible, ton vagin se resserre, tes contractions vaginales se multiplient. Ton orgasme avec ses contractions involontaires renforce ma tonicité.

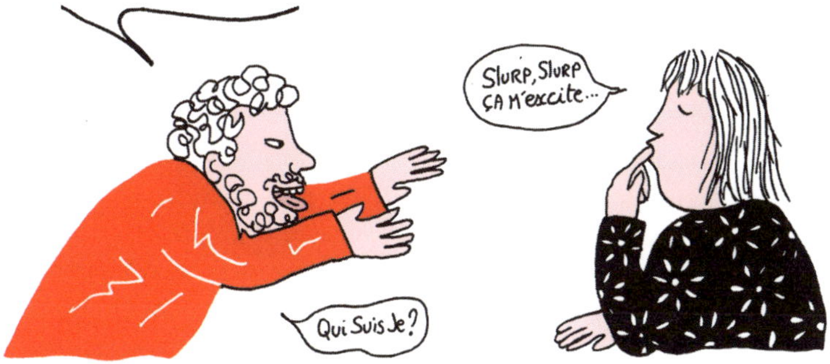
SluRP, SluRP
ÇA M'excite...
Qui Suis Je ?

Je suis ...

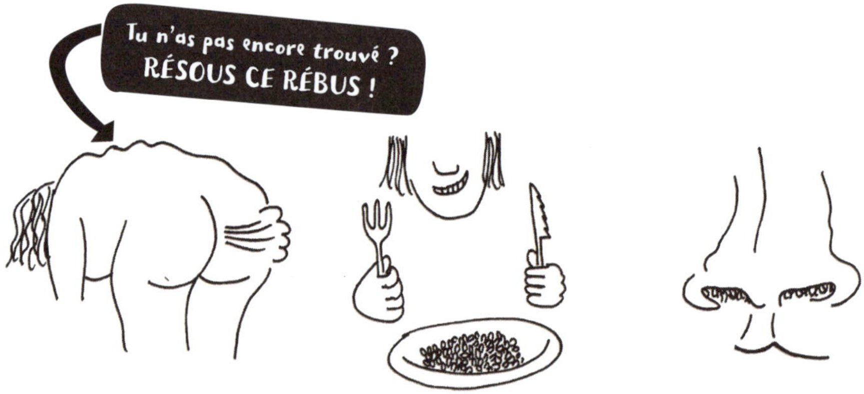

1 Qu'est-ce qui est invisible et sent mauvais ?

2 Qu'est-ce qui est long, gluant ou sauvage, mais toujours comestible ?

3 Qu'est-ce qui nous révèle ce qui est invisible et sent mauvais ?

RÉPONSE :

le périnée

Définitions et perceptions du périnée

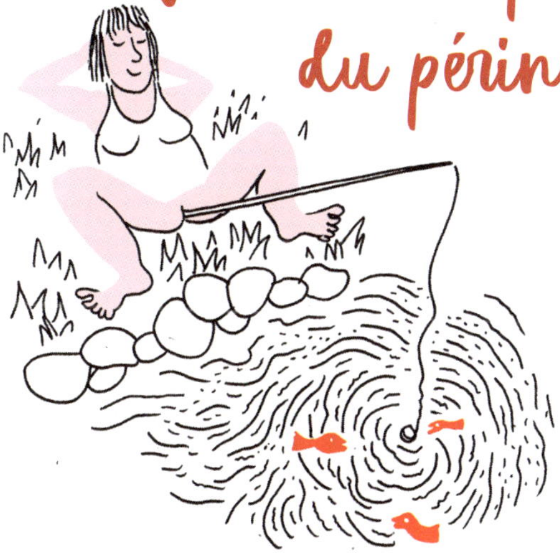

« Tel un funambule sur sa perche, jouant sans cesse avec les forces extérieures, il doit faire preuve de qualités contraires : être suffisamment puissant pour supporter les contraintes de l'édifice corporel, et rester suffisamment souple pour en assurer la mobilité. » (Roland Leclerc, *Corps de mère, corps de femme. Préparer et retrouver son corps*, Le Cherche Midi, 2004)

Ensemble musculaire invisible mais pas superflu, aucune partie du corps ne comprend autant de fonctions vitales que le périnée ! Véritable trampoline, il amortit les pressions abdominales. Viscères, utérus, vessie et rectum, se prélassent sur ce « hamac » de muscles, comportant des ouvertures permettant la miction, la défécation et les fonctions sexuelles. Cependant, il n'est malheureusement pas infaillible, ses tissus doivent rester souples, élastiques et toniques, sinon c'est la débandade générale.

POUR LE RESSENTIR VOICI LA MARCHE À SUIVRE

Assise sur une chaise, pour ressentir le périnée postérieur (zone anale), faites comme si vous reteniez un gaz sans serrer les fesses. Pour le périnée antérieur (zone vaginale), faites comme si vous vouliez retenir une dernière goutte d'urine.

Ce qu'on dit de moi !

Périnée, du grec *peri naos* (autour du temple) ou *peri ineo* (autour, faire évacuer). Lieu de passage, il est la porte vers l'univers des vivants, vers la conscience de soi. Lieu de plaisir, il possède les organes de la jouissance. Lieu de mémoire, il peut aussi être lieu de souffrance. Jardin luxuriant de nos organes et viscères, il connaît tout de nos intimes sécrétions. Il est au centre de tout, c'est un passeur, garant de notre sécurité intime. Rencontrer son périnée est une aventure essentielle.

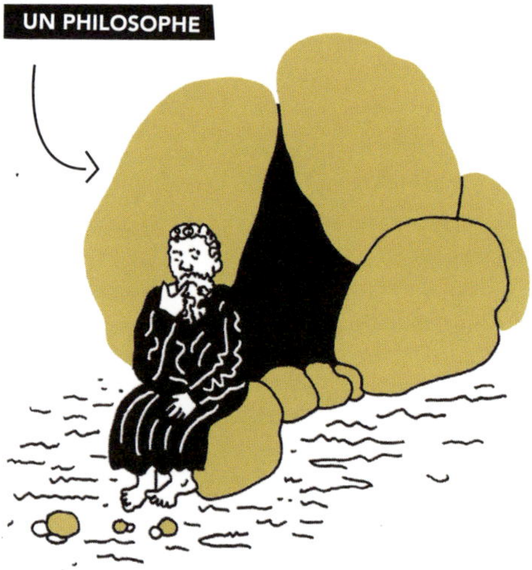
UN PHILOSOPHE

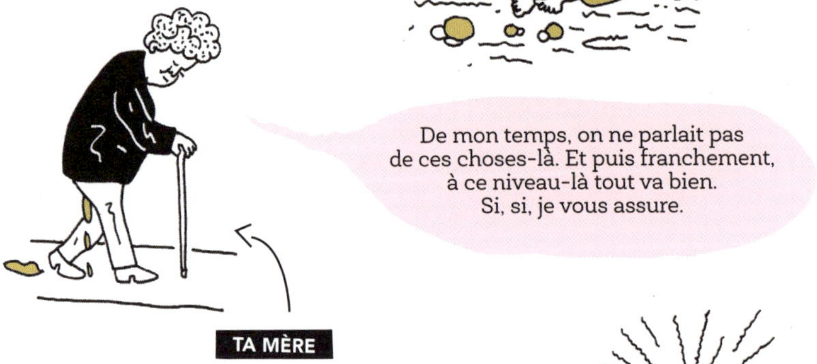
De mon temps, on ne parlait pas de ces choses-là. Et puis franchement, à ce niveau-là tout va bien. Si, si, je vous assure.
TA MÈRE

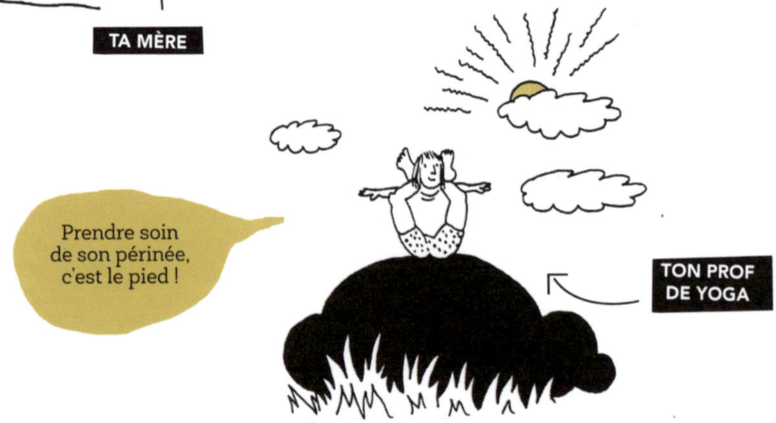
Prendre soin de son périnée, c'est le pied !
TON PROF DE YOGA

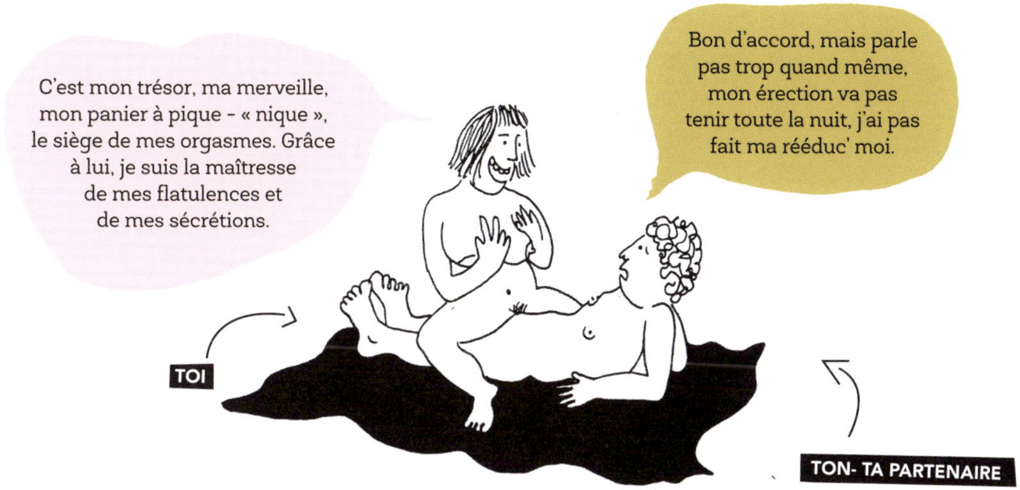
C'est mon trésor, ma merveille, mon panier à pique - « nique », le siège de mes orgasmes. Grâce à lui, je suis la maîtresse de mes flatulences et de mes sécrétions.
Bon d'accord, mais parle pas trop quand même, mon érection va pas tenir toute la nuit, j'ai pas fait ma rééduc' moi.
TOI
TON- TA PARTENAIRE

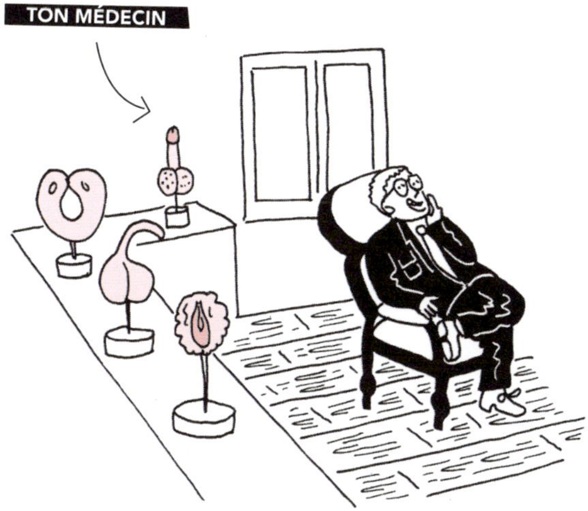

Le périnée forme le plancher pelvien inférieur du petit bassin. Compris entre l'anus et les parties génitales, les branches ischiopubiennes et les ischions, il offre l'aspect d'un losange. Constitué par plusieurs couches de parties molles : peau avec raphé médian, tissu cellulaire, aponévrose moyenne, muscle releveur de l'anus, troisième aponévrose, aponévrose supérieure ou pelvienne.

Vous l'aurez compris, le périnée c'est bien plus qu'un simple organe.

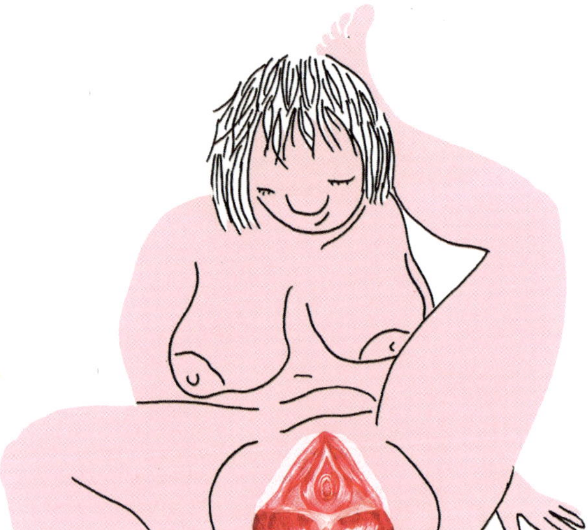

CHAPITRE 2

ANATOMIE ET ESTHÉTIQUE DU PÉRINÉE

Voyage en 4 dimensions

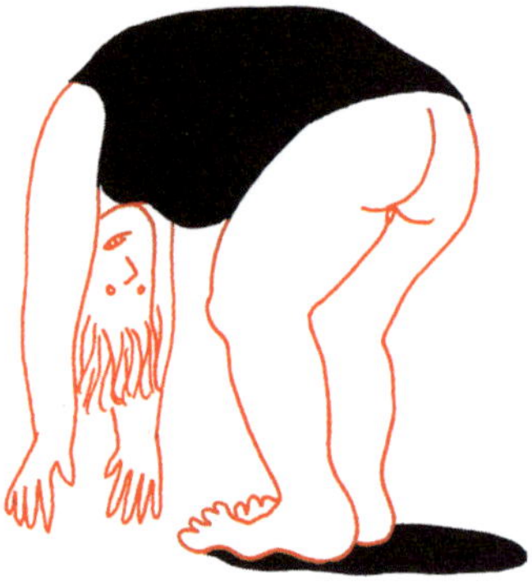

Le périnée, c'est une zone anatomique qui s'étend du pubis (l'os au-dessus de la vulve) jusqu'au coccyx, à la base de la colonne vertébrale. Il est composé d'organes érectiles, de muscles et de tissus fibreux à 80 % (les fascias, sortes de gaines élastiques qui ne servent à rien, mais relient tout !). Le tout s'organise en quatre plans : cutané, superficiel, moyen et profond.

Le plan cutané, c'est l'atout séduction. C'est lui qui définit la forme d'organes génitaux dit « externes ». C'est à lui que nous devons le style de nos lèvres, la forme de notre vulve, le physique de notre clitoris, et pour l'homme l'architecture de sa verge. En plus d'être hyper sensuel et excitant, très innervé, il est particulièrement stimulé lors du coït. Les orifices (urètre, vagin et anus) passent à travers lui, mais il n'a aucun rôle dans la continence et le soutien des organes.

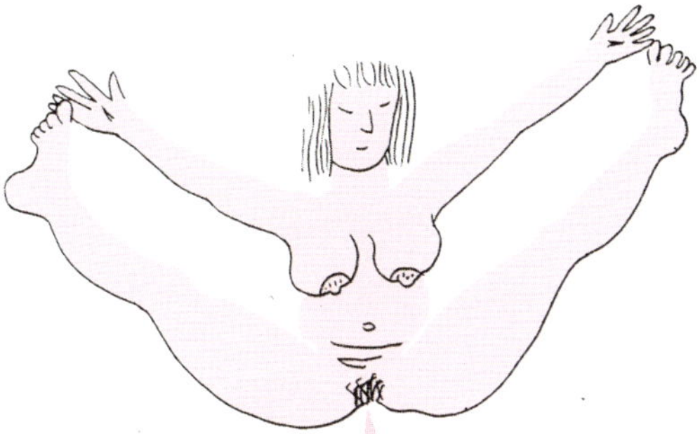

Le plan cutané

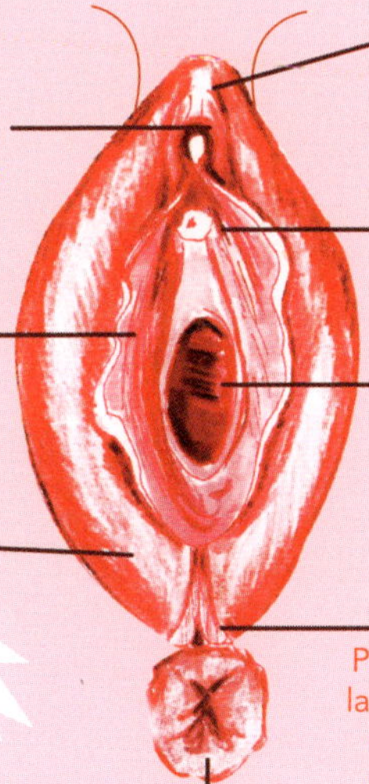

Le plan superficiel

Situé entre le plan cutané et le plan profond

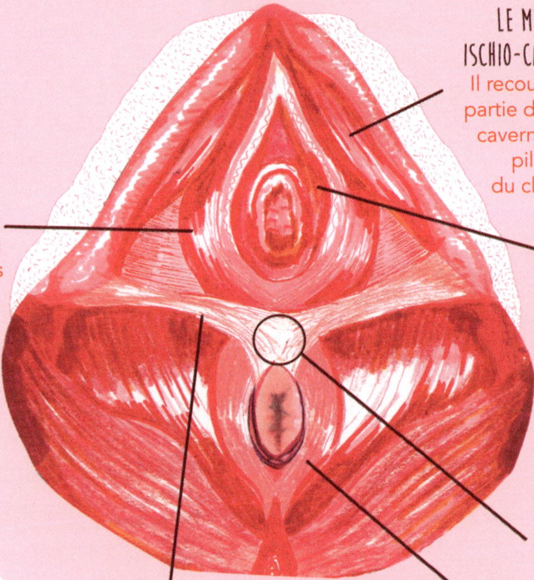

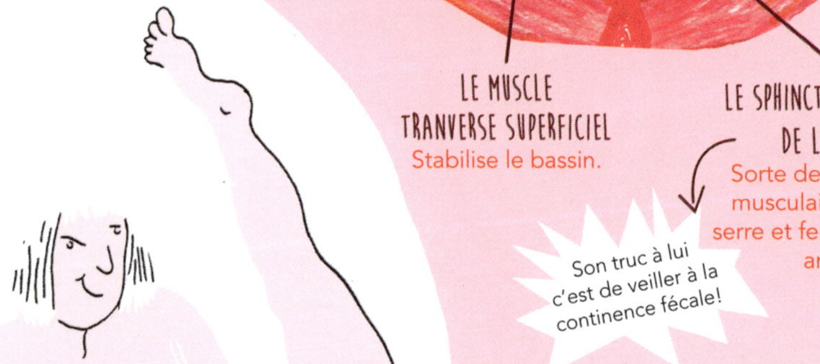

Le clitoris

Situé sur le plan superficiel du périnée

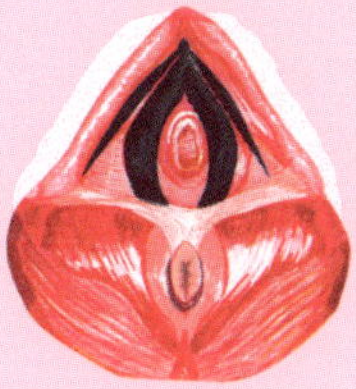

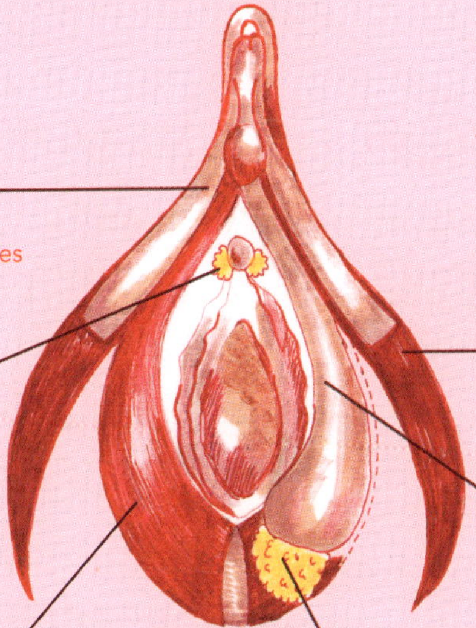

Le plan moyen et profond

Des muscles encore des muscles

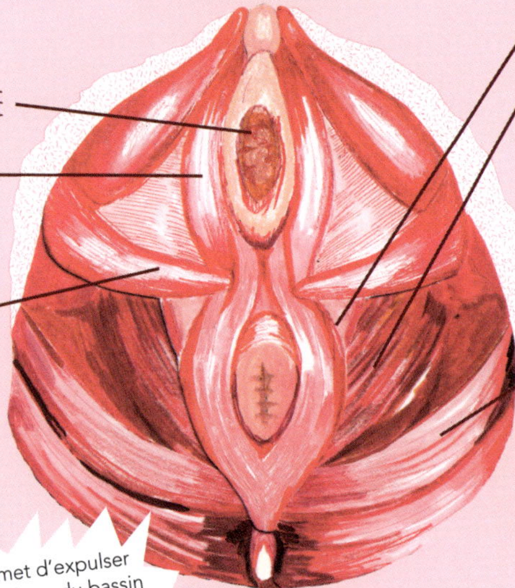

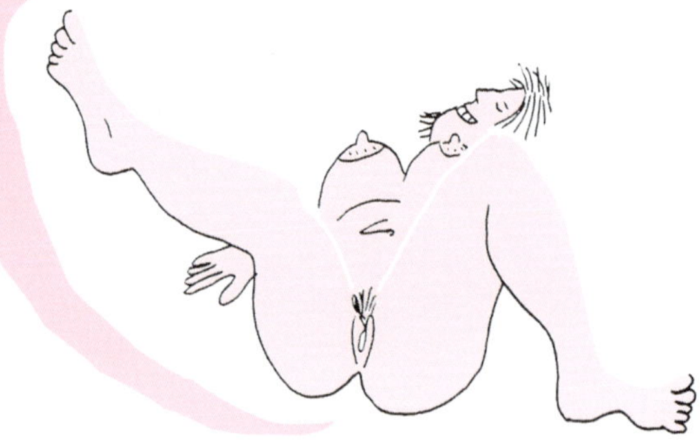

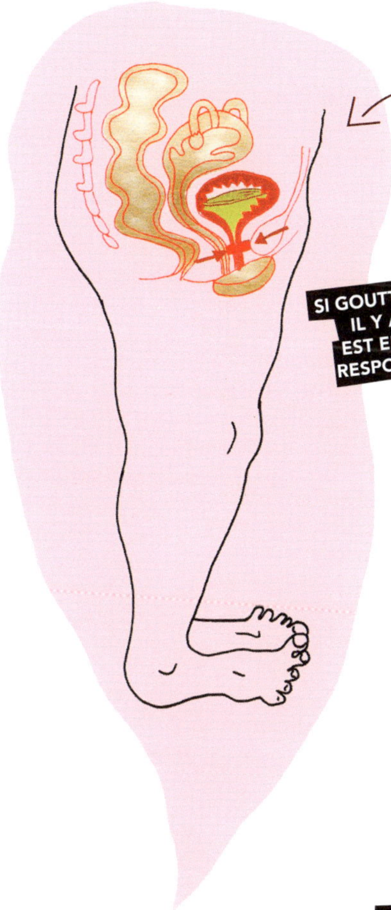

LE SPHINCTER DE L'URÈTRE

Situé en avant du vagin, il ceinture l'urètre. Sa contraction contrôle l'émission d'urines au travers de l'urètre jusqu'à la vessie.

SI GOUTTE D'URINE IL Y A, IL EN EST EN PARTIE RESPONSABLE !

LE MUSCLE PUBORECTAL

Véritable sangle autour de la partie terminale du rectum, ce super sphincter est le muscle de la retenue.

AIDÉ DU SPHINCTER ANAL, C'EST CELUI QUI PERMET DE GAGNER UN PEU DE TEMPS AVANT D'ATTEINDRE LES TOILETTES

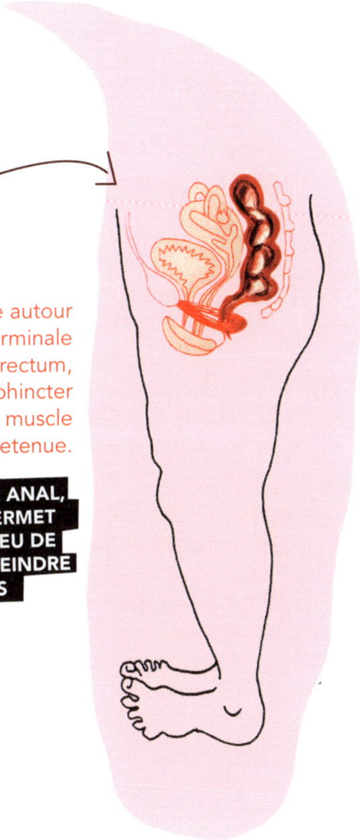

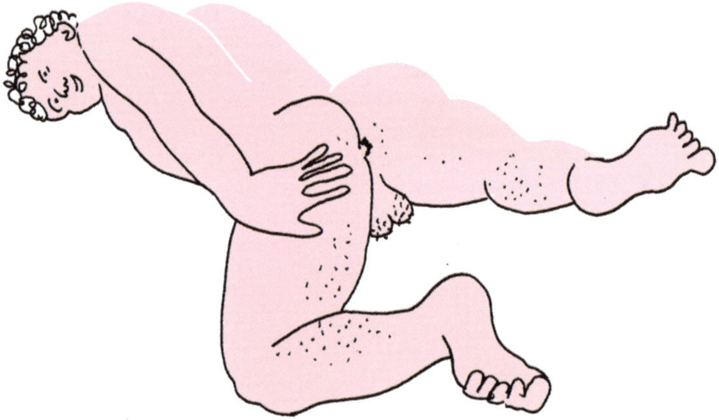

Le périnée et son homme

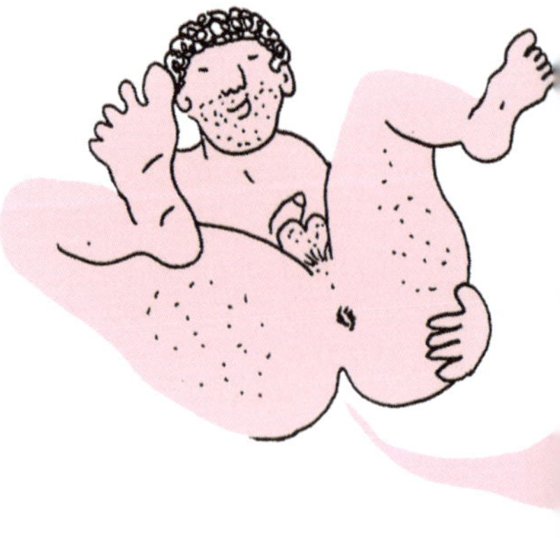

Oublié, rarement flatté parce que légèrement différent et moins fragile, le périnée masculin n'est jamais mis en lumière. Et pourtant, des merveilles, il peut en faire. Situé entre l'anus et le pénis, comprenant le scrotum (qui contient les testicules), il a le même rôle de plancher à organes et les mêmes fonctions de continence urinaire et anale que son homologue féminin. Une perte de tonus, un affaiblissement (dû par exemple à la vieillesse ou à une mauvaise pratique sportive), et les problèmes de prostate, d'incontinence, de descente d'organes et d'érection pointent leur nez ! A contrario, prendre soin de son périnée aide en cas de constipation, de problèmes aux reins ou de mauvaise posture. Le renforcer permet un meilleur contrôle de l'éjaculation, une érection plus rigide, des orgasmes plus intenses... miaaaaoouuuuu !

Le périnée chez l'homme

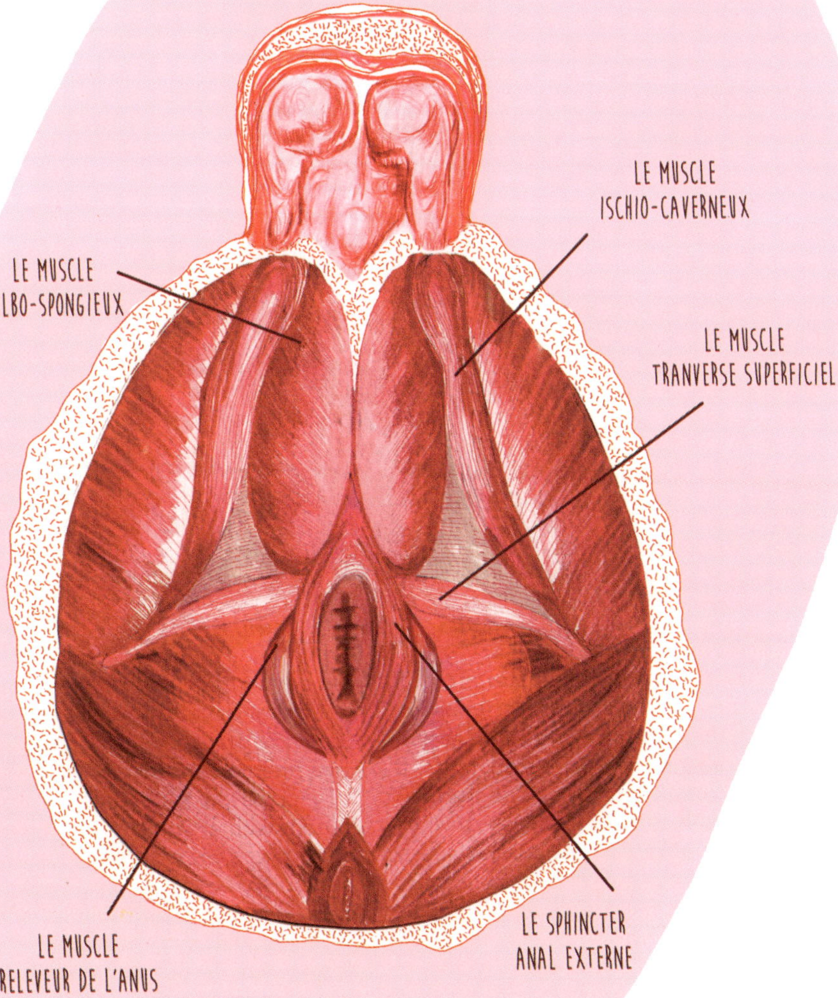

PARTIE 2

MON PÉRINÉE & MOI

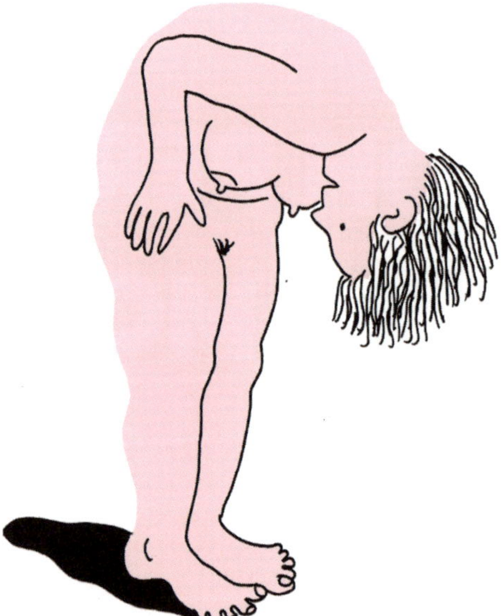

CHAPITRE 1

COMMENT VA MON PÉRINÉE ?

Testez-le !

RÉPONDEZ À CES QUELQUES QUESTIONS

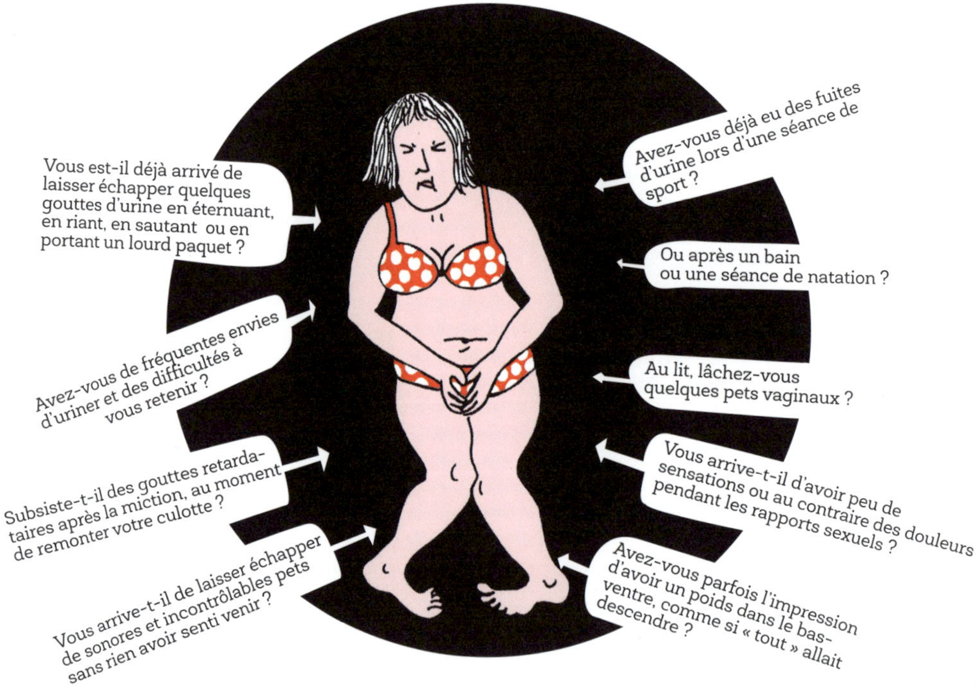

Vérifiez manuellement l'état de votre périnée

Allongez-vous et introduisez deux doigts (c'est déjà pas mal) dans votre vagin. Ensuite, tout en expirant, essayez de refermer les parois de votre vagin sur vos doigts.

Voilà, vous êtes en train de contracter votre périnée. **Comment est la pression sur vos doigts ?**

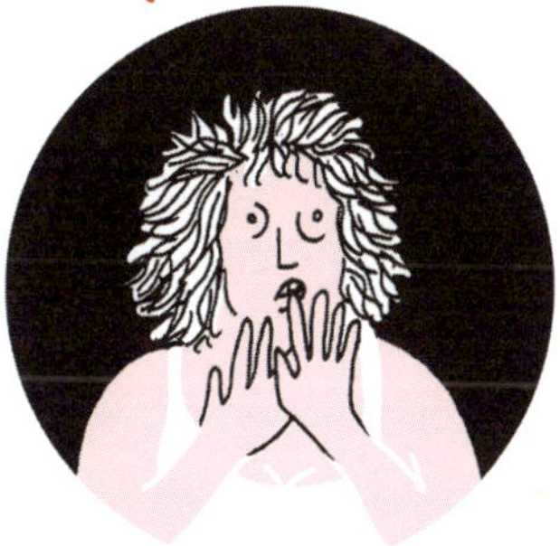

A. Vos doigts flottent comme dans un grand sac plastique.

Réponse A : Votre périnée est en grève. Une seule solution : réapprivoisez-le pour ranimer votre complicité.

Réponse B : Votre périnée est engourdi, nonchalant. Il a besoin d'un remontant, boostez-le !

Réponse C : Votre périnée est tonique, ferme, réactif ! C'est parti pour la fièvre du samedi soir !

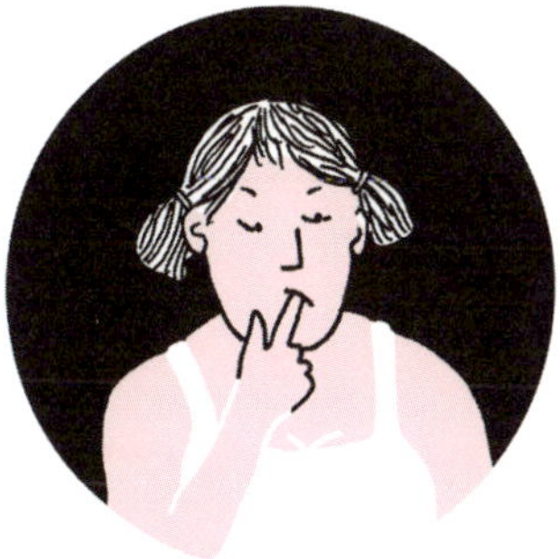

B. Vos doigts sont comme retenus par un « élastique à cheveux » distendu.

Pour celles qui ont réussi brillamment les tests, félicitations, maintenez le cap ! Pour les autres, rassurez-vous rien n'est joué, vous pouvez encore échapper à une vie de lutte entre « pipi-caca » et à une sexualité en dents de scie. Pour en savoir plus, lisez la suite !

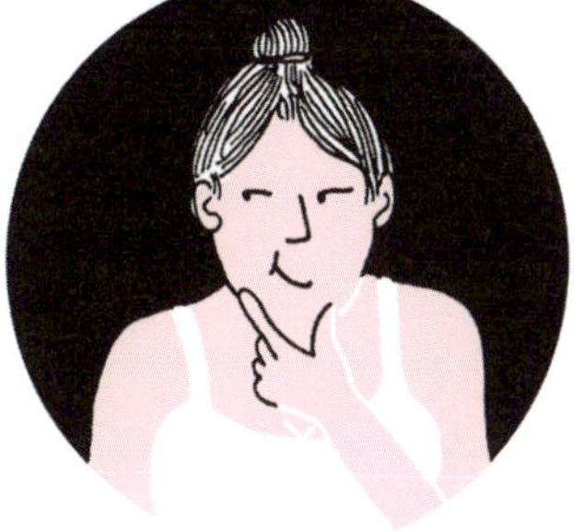

C. Vos doigts sont enroulés et serrés par un étau solide et ferme, à la limite de l'aspiration.

FOCUS

sur le fameux test du pipi stop ...

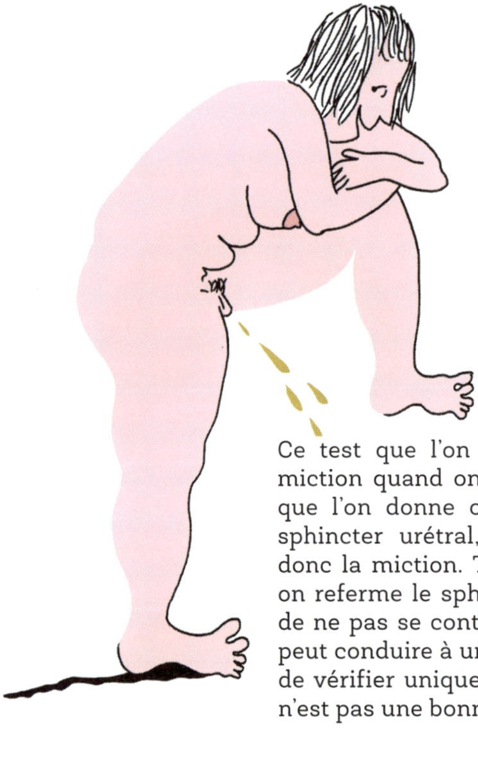

Ce test que l'on croise souvent consiste à bloquer la miction quand on est en train d'uriner. La difficulté est que l'on donne ordre et contre-ordre. En relâchant le sphincter urétral, on entraîne la contraction vésicale donc la miction. Tandis qu'en contractant le puborectal, on referme le sphincter, ce qui donne l'ordre à la vessie de ne pas se contracter, donc de ne pas se vider. Ce qui peut conduire à une infection urinaire. Ce test qui permet de vérifier uniquement l'efficacité du muscle puborectal n'est pas une bonne idée.

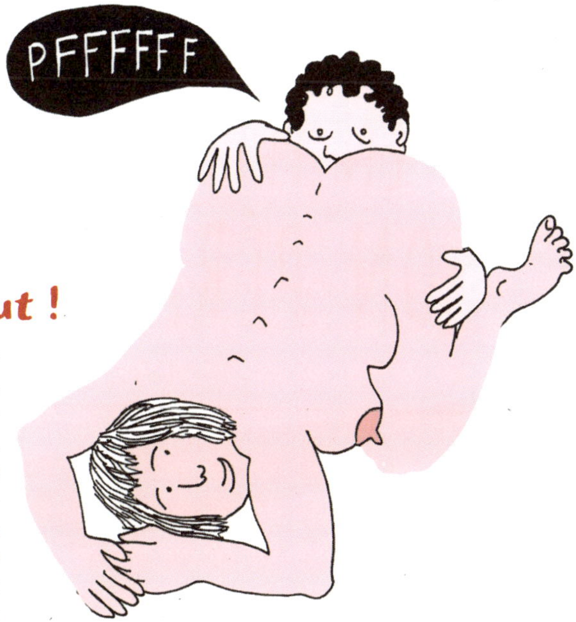

Le pet vaginal, frout n'est pas prout !

Consœurs, confrères, après des années de méprise, d'ignorance, de mauvaise réputation, réhabilitons le pet vaginal ! Le « frout », c'est la trompette qui accompagne votre orgasme lors d'un cunnilingus, c'est le soupir de relaxation de votre vagin lors d'une séance de yoga. C'est tout simplement de l'air qui sort du vagin. Sans odeur, incontrôlable, il est surtout histoire de position. Lâcher un pet de fouf de temps en temps peut arriver à n'importe qui, mais plus souvent à celles qui ont une fente vulvaire un peu ouverte ou moins recouverte par les petites lèvres (ce qui est souvent le cas une fois qu'on a accouché). Si une bonne tenue du périnée en limitera la musique, elle ne l'arrêtera pas pour autant. Alors libérons notre créativité vaginale ! Show must go on !

CHAPITRE 2

REPRENDRE EN MAINS SON PÉRINÉE

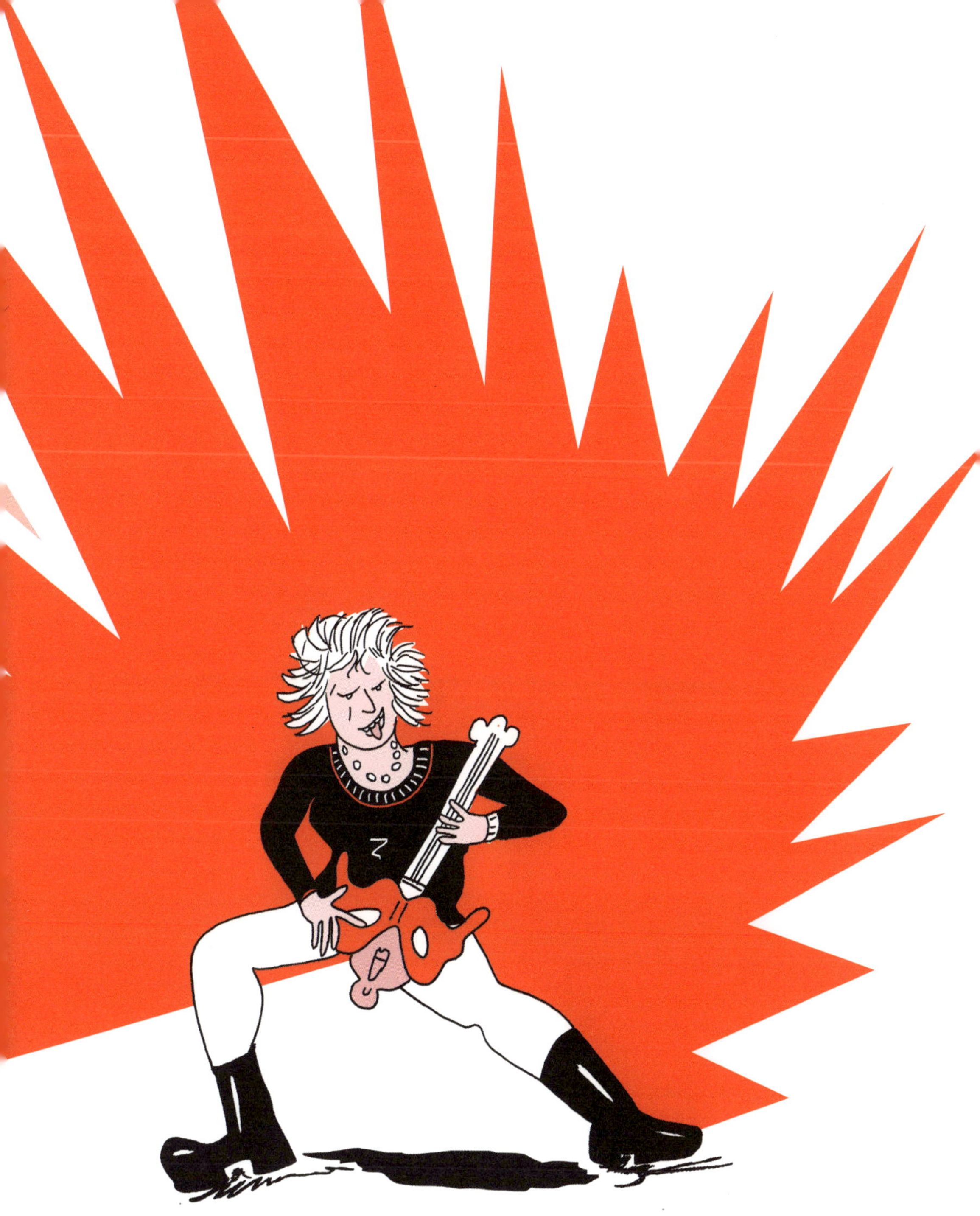

Périnée en péril

CONSÉQUENCES ET DIAGNOSTICS POSSIBLES

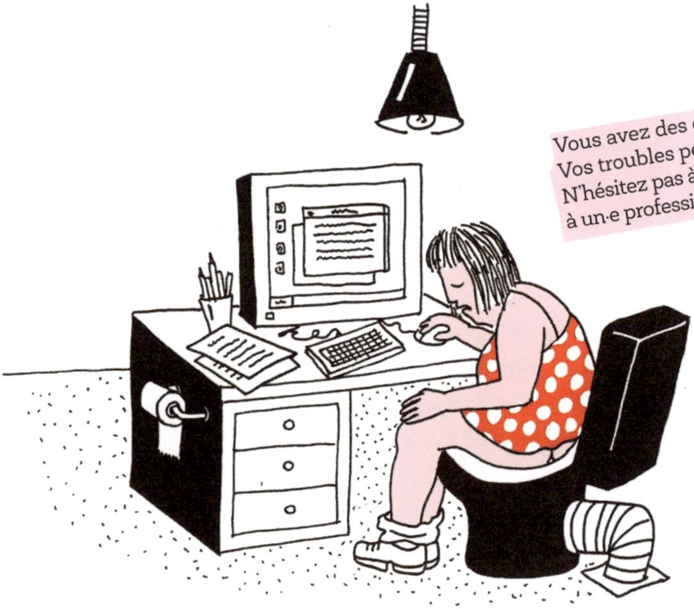

Vous avez des doutes ?
Vos troubles persistent ?
N'hésitez pas à demander conseil à un·e professionnel·le de santé.

TROUBLES

URINAIRES

/ Des pertes involontaires et/ou difficulté à retenir l'urine ?
= Fuites !

/ Une contraction subite de la vessie provoquant une envie irrépressible de faire pipi ?
= Hyperactivité vésicale !

/ L'impression d'une vessie pleine, envie d'uriner en petite quantité plus de 7 fois par jour ? **= Pollakiurie !**

/ Un besoin systématique d'uriner la nuit plusieurs fois ? **= Nycturie !**

/ Un petit jet faible, miction par poussées, sensation de vidange incomplète, gouttes retardataires ?
= Dysurie !

ANO-RECTAUX

/ Des pertes involontaires et/ou difficulté à retenir gaz et/ou matières fécales ?
= Fuites !

/ Une contraction malencontreuse du sphincter externe et/ou du muscle puborectal lors de la poussée, contrariant l'évacuation des selles et menant à la constipation ? **= Anisme !**

/ Une sensation d'évacuation rectale incomplète ?
= Dyschésie !

/ Des varices des veines de l'anus et du rectum provoquant des saignements et des démangeaisons ? **= Hémorroïdes !**

/ Une plaie, crevasse située à la base du rectum provoquant une douleur vive au passage des selles ? **= Fissure anale !**

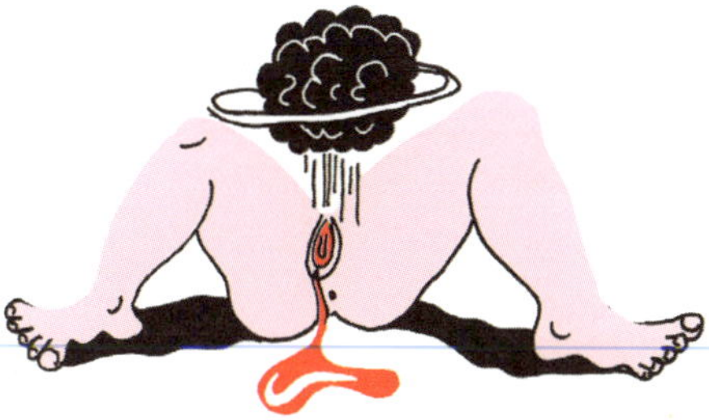

ÇA BRÛLE, DÉMANGE, TIRAILLE, ÉLECTRISE AU NIVEAU DU VAGIN…

PLUSIEURS CAUSES POSSIBLES

/ Une épisiotomie, une déchirure ? **= Des douleurs cicatricielles !**
/ La sensation de « pisser des lames de rasoir » ? **= Infection urinaire (ou cystite) !**
/ Une muqueuse plus sensible ? Cela concerne souvent les femmes ménopausées ou enceintes et les jeunes mamans **= Sécheresse vaginale !**
/ Des douleurs vulvaires localisées en un point précis sans lésion apparente et qui durent depuis plusieurs mois ? **= Vulvodynie !**
/ Une sensation de brûlures, des décharges électriques, des pincements entre les cuisses notamment en position assise ? **= Névralgie pudentale !**

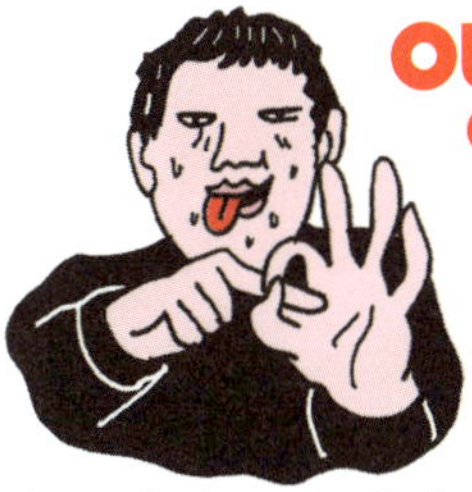

OUILLE !!! OUILLE !!! LORS DES RAPPORTS SEXUELS ! POURQUOI ?

/ Des douleurs vaginales ressenties pendant les rapports sexuels ? **= Dyspareunie !**
/ Spasmes ou contractions musculaires involontaires qui empêchent la pénétration du pénis, d'un doigt ou de tout autre objet ? **= Vaginisme !**

! PROLAPSUS

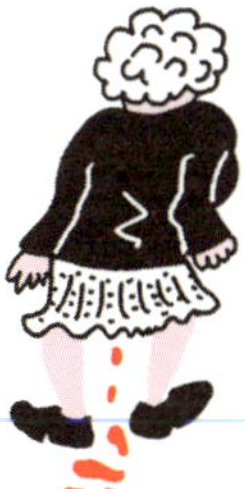

Descente de l'utérus, chute de la vessie dans le vagin, descente du rectum dans le vagin ou à travers l'anus. Les causes sont multiples et associées.

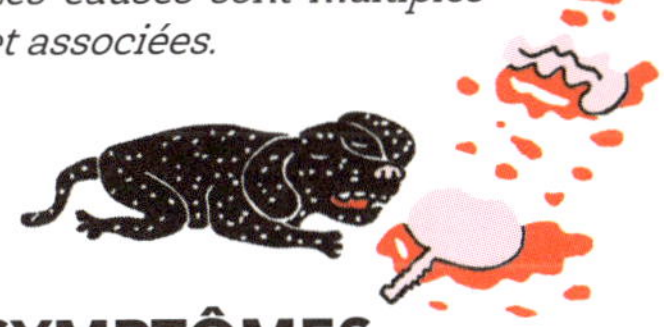

SYMPTÔMES POSSIBLES

/ Une sensation de lourdeur dans le bas-ventre, une gêne lors de la marche ou d'un effort debout prolongé.
/ Une « envie » de remonter sa vessie.
/ Une excroissance qui sort du vagin.

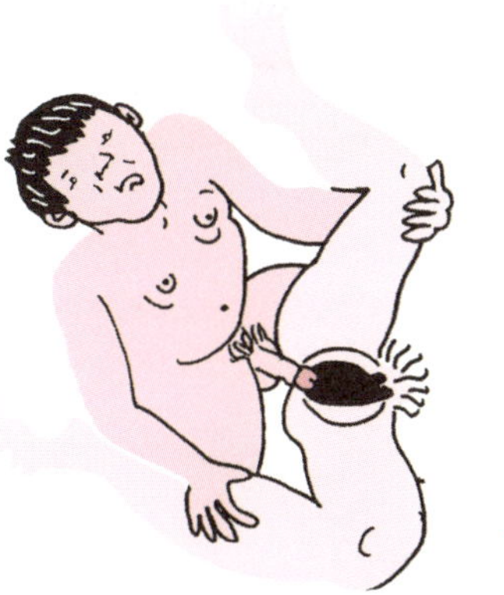

OHÉ ! BÉANCE VULVAIRE ! Y A QUELQU'UN ?

/ Des pets vaginaux à répétition ? Une sensation de grotte vide, d'un vagin distendu ? L'impression de se remplir d'eau à la piscine ? Des tampons hygiéniques qui ne tiennent plus en place ?

Périnée affaibli

CAUSES POSSIBLES : LISTE NON EXHAUSTIVE

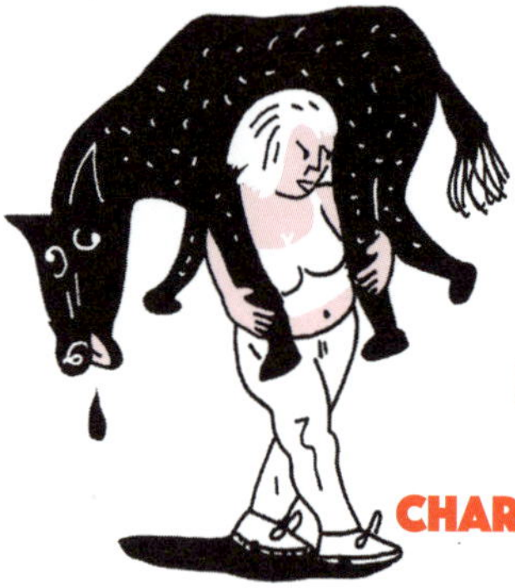

MANIPULATION RÉGULIÈRE DE CHARGES LOURDES

Quelques règles de base : en position stable, saisir la charge avec les deux mains, fléchir les genoux, soulever et porter avec le dos droit (ventre rentré et charge près du corps). Ne pas oublier de respirer. Concrètement : inspiration avant de soulever, expiration en soulevant. Enfin fléchir les jambes pour reposer la charge. Le mieux restant encore d'éviter de soulever des charges trop lourdes.

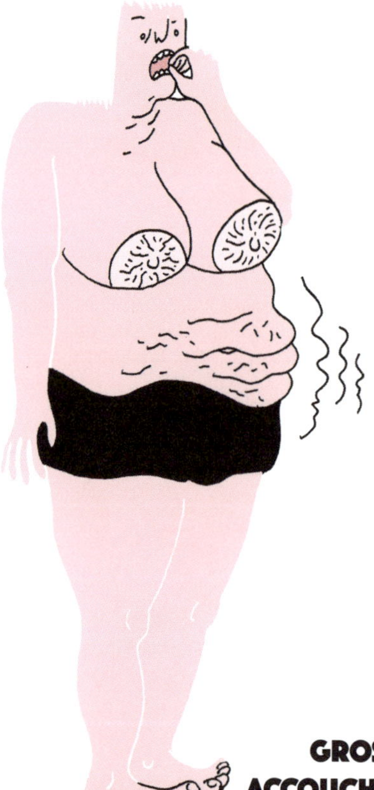

GROSSESSE, ACCOUCHEMENT & POST-PARTUM

Sous l'influence des hormones de grossesse, le périnée aura tendance à se relâcher (bien d'autres tissus et ligaments également). Il lui faudra aussi supporter l'augmentation de la taille de l'utérus, le placenta et le poids du bébé. L'accouchement achèvera de le distendre.

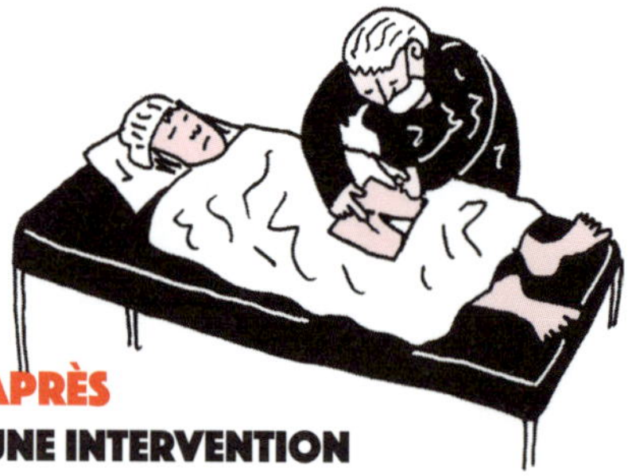

APRÈS UNE INTERVENTION CHIRURGICALE

Notamment pour un prolapsus, une hystérectomie (ablation de l'utérus en totalité ou en partie), une opération de la prostate...

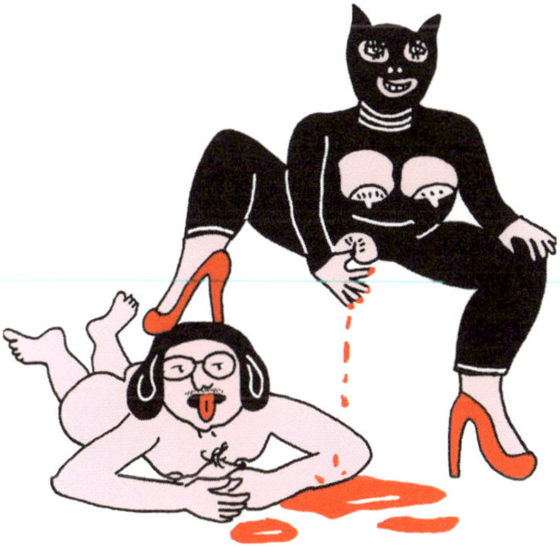

MAUVAISE POSTURE & MAUVAISE RESPIRATION

En position voûtée, cambrée, dos affaissé..., la respiration se fait à l'envers (ventre sui se gonfle et buste qui s'affaisse), tout cela exerce une pression plus importante sur le périnée. Attention également aux talons hauts : en modifiant les rapports de force entre muscles dorsaux et abdominaux, ils impactent la statique pelvienne ce qui perturbe le fonctionnement du périnée.

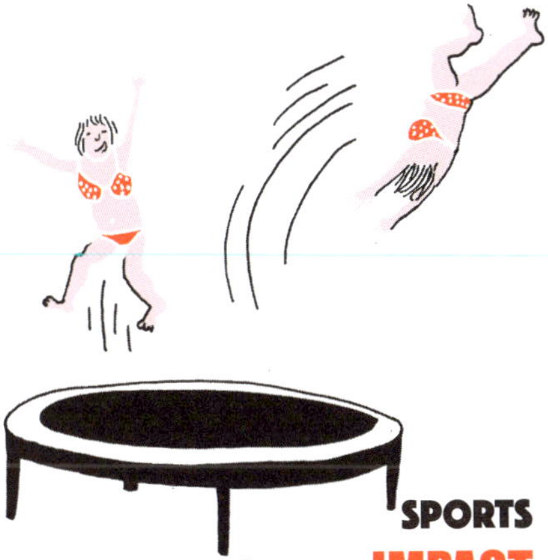

SPORTS À FORT IMPACT

Attention particulièrement à ceux mêlant sauts et course. Exemple type : le trampoline. À chaque saut, les organes soulevés par la descente rapide viennent littéralement s'écraser sur le plancher pelvien.

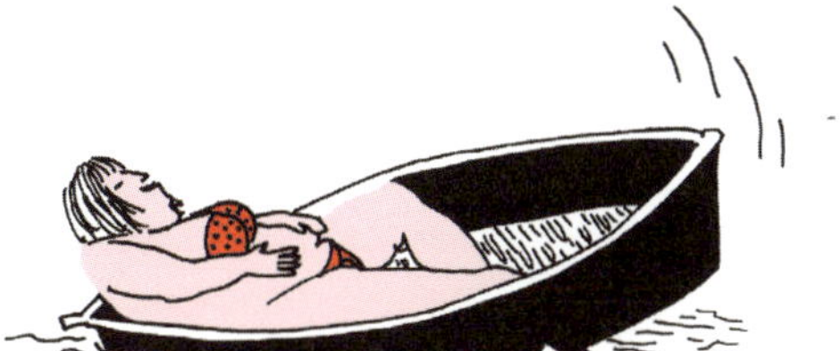

SURCHARGE PONDÉRALE

Tout surpoids a des répercussions sur la vessie et le plancher pelvien, inévitablement mis davantage à contribution.

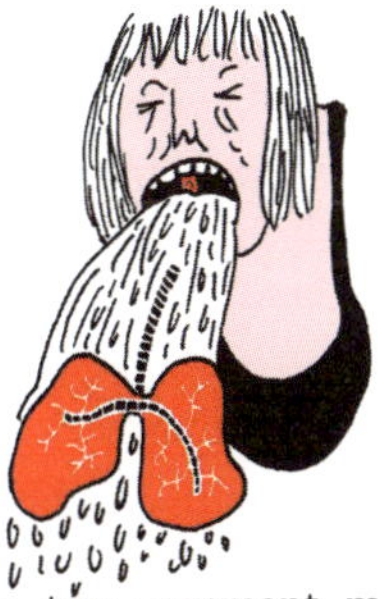

FUMEUR-SE-S : LES TOUX À RÉPÉTITION

La toux exerçant mécaniquement une pression sur la région abdominale, une toux chronique finira par distendre le périnée. Quant à la nicotine, elle interfère avec la synthèse du collagène, l'un des constituants de la peau et du périnée.

La rééducation périnéale !
S.O.S. Docteur...

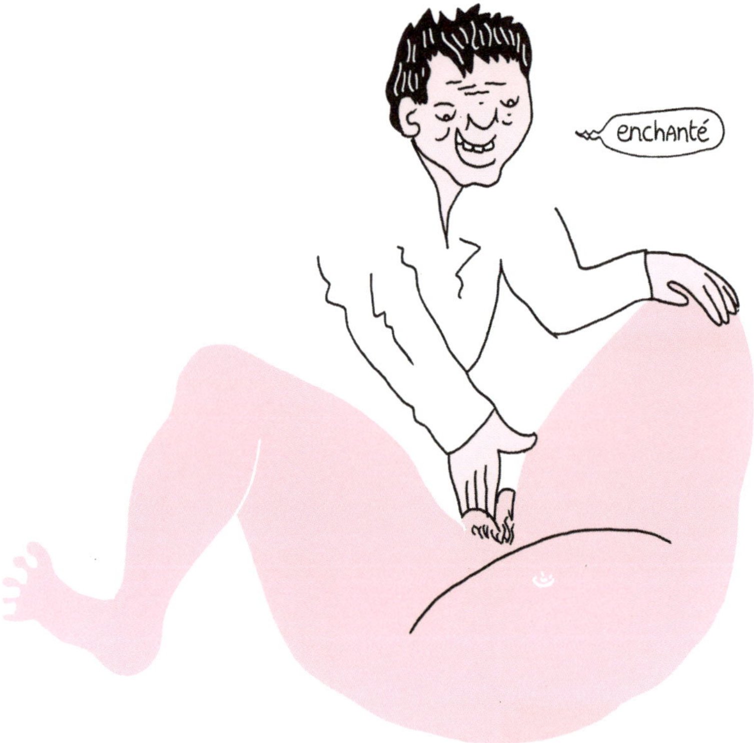

Les troubles périnéaux peuvent toucher autant les hommes que les femmes. Alors si votre périnée va mal, prenez rendez-vous avec votre médecin ou votre gynécologue. Après examen local, elle·il vous orientera si nécessaire vers un·e spécialiste (sage-femme, kinésithérapeute, dermatologue, gastro-entérologue, urologue, sexologue, psychologue...). **Trouver la cause pour établir le bon diagnostic est primordial.**

RECHERCHEZ LA CAUSE NE RESTEZ PAS ISOLÉ-E-S ! PARLEZ-EN !

Le verdict est tombé : vous avez besoin d'une rééducation périnéale.

À QUI S'ADRESSER ?

L'école française du périnée s'organise autour d'experts reconnus que sont les sages-femmes et les kinésithérapeutes. Au cours de la première séance, le·la praticien·ne vous interroge sur vos symptômes, mode de vie, habitudes, antécédents médicaux, chirurgicaux et gynécologiques. Elle·il procède ensuite à un examen clinique dont le fameux toucher vaginal, afin d'évaluer le niveau de performance de votre périnée. Souvent, une note sur 5 lui est accordée, de zéro pour les plus flagadas à 5 pour les plus musclés. C'est à partir de cet examen que sera déterminé le nombre de séances de rééducation, souvent une dizaine, remboursée par la Sécurité sociale.

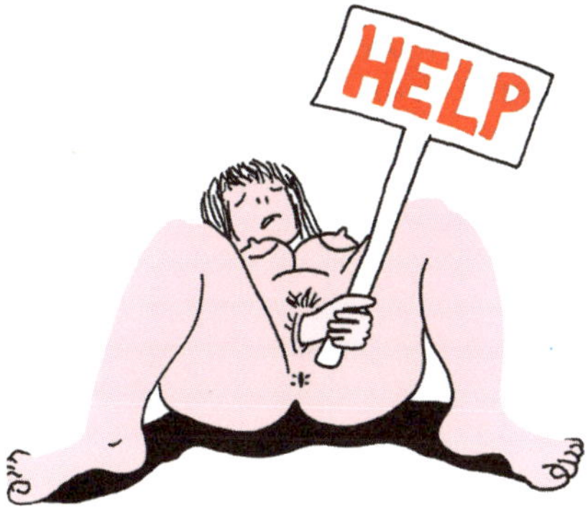

À QUOI SERT LA RÉÉDUCATION PÉRINÉALE ?

Elle a pour objectif de renforcer la musculature du périnée (tonicité, souplesse et endurance), d'apprendre à localiser le périnée, à le relier à l'ensemble du corps et à utiliser les muscles périnéaux à bon escient. Techniquement, il y a plusieurs méthodes, aucune n'est à prendre comme une « recette ». Plus que l'outil utilisé, ce qui est important c'est surtout l'approche du praticien et sa capacité à créer avec vous un espace de dialogue.

DE QUOI A T-ON BESOIN POUR RÉUSSIR UNE BONNE RÉÉDUCATION ?

- De vous ! Vous avez le premier rôle dans cette affaire. Sans volonté et détermination, inutile de se lancer dans l'aventure.
- De temps ! Généralement la tonicité et l'élasticité du périnée peuvent se récupérer en une dizaine voire une vingtaine de séances, au rythme d'une ou deux par semaine.
- De constance ! Il est impératif de poursuivre les exercices chez soi afin d'entretenir au quotidien son périnée et de lui redonner de bons réflexes.
- De matériel ! En fonction de la méthode de rééducation préconisée : sonde, électrodes de contact, généralement remboursé par la Sécurité sociale.
- D'un lieu ! Cela peut s'effectuer aussi bien chez le professionnel que chez soi.

Les wonder women et men du périnée !

Spéciale dédicace aux héro·ïne·s du périnée : ils·elles proposent un large éventail de techniques pour rééduquer et renforcer les muscles pelviens. Voici un aperçu non exhaustif des méthodes pratiquées en France.

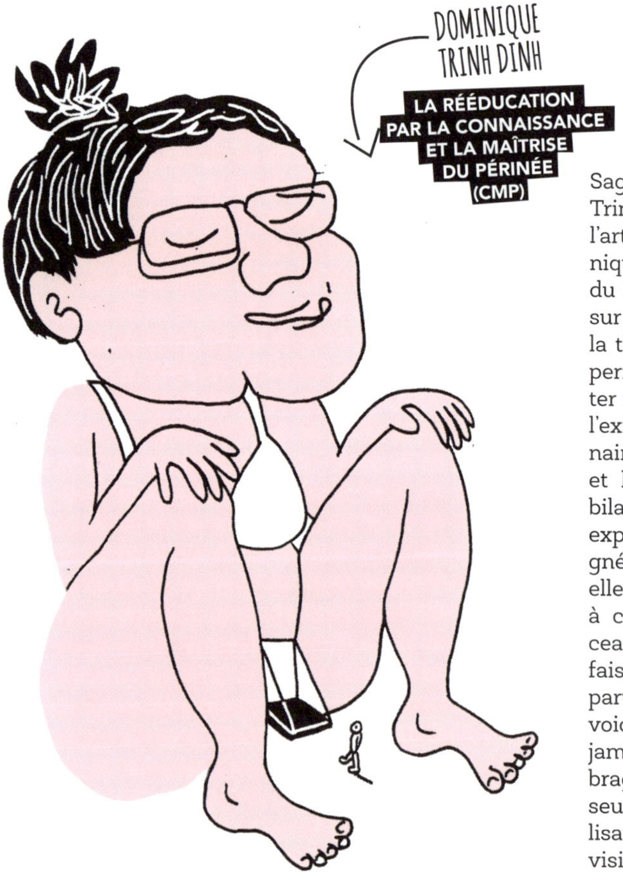

Sage-femme libérale, Dominique Trinh Dinh a porté au summum l'art du toucher vaginal. Sa technique « Connaissance et Maîtrise du Périnée » (CMP) qui s'appuie sur une étroite collaboration entre la thérapeute et la patiente vous permettra, à l'usage, de contracter des zones dont vous ignoriez l'existence ! Après un questionnaire précis sur vos symptômes et habitudes de vie, suivi d'un bilan clinique, la·le sage-femme explore la « grotte ». Accompagné d'un travail sur la respiration, elle·il vous invite avec ses doigts à contracter les différents faisceaux musculaires du périnée en faisant appel à des comparaisons particulièrement imagées (vous voici avec un pont levis entre les jambes, ou alors un papillon, une braguette, une pince, un ascenseur...). Bref, un travail de visualisation permettant de se (re)-visiter de l'intérieur.

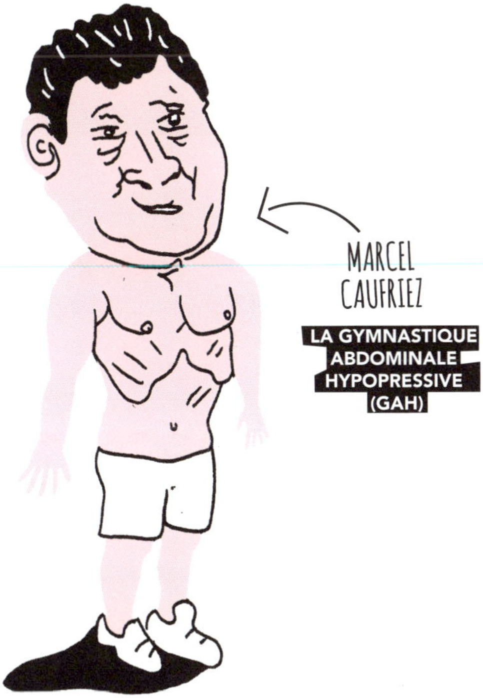

Docteur en kinésithérapie, Marcel Caufriez est le père de la Gymnastique Abdominale Hypopressive (GAH). Ses exercices reposent sur l'apnée respiratoire et des postures spécifiques préservant le périnée des pressions abdominales après un accouchement. En outre, ils calment les douleurs lombaires et contribuent à remettre en place les organes génitaux.

La méthode « Périnée et Mouvement » de la kinésithérapeute Blandine Calais-Germain sollicite tout le corps. Il n'y a pas de toucher intra-cavitaire (vous restez habillée), c'est tout votre corps qui est mobilisé (hanches, bassin, colonne vertébrale, respiration, voix) afin de développer une reconnaissance sensorielle du périnée et de toutes les structures l'environnant. On détend et on assouplit les muscles du plancher pelvien pour lui redonner toute sa place et son utilité.

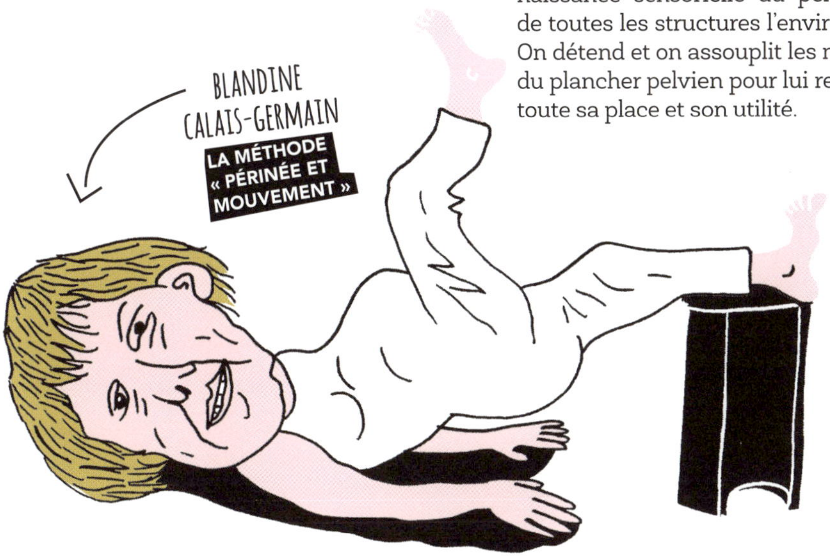

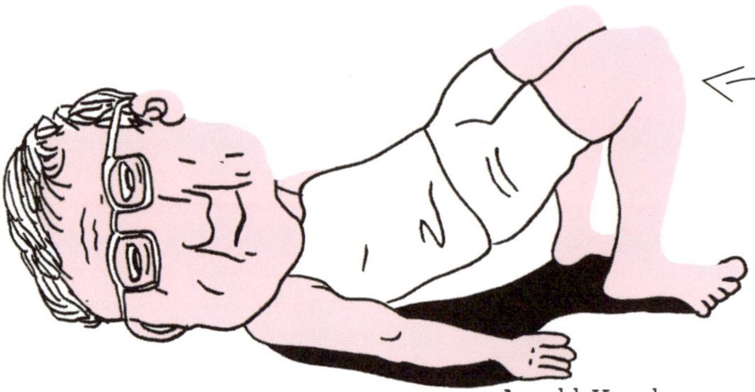

Arnold Kegel, ce gynécologue américain du milieu du xxe siècle s'est inspiré d'anciennes méthodes de yoga tantrique pour proposer des exercices volontaires de contractions musculaires afin de renforcer et tonifier le périnée : les exercices de Kegel. Cerise sur le gâteau, cette remusculation permettrait des orgasmes féminins plus faciles et plus rapides et améliorerait l'érection et la maîtrise de l'éjaculation chez les hommes.

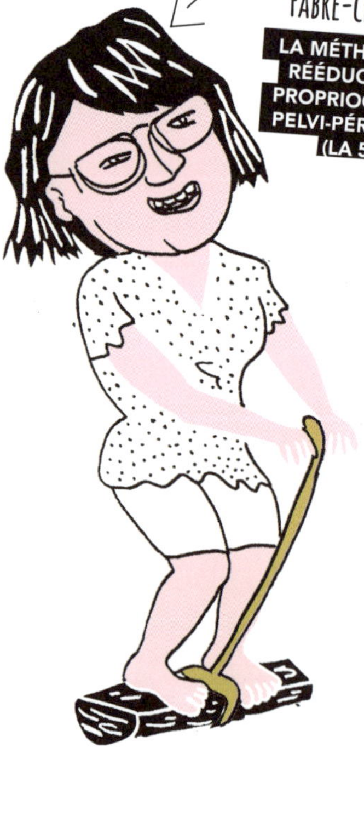

Sage-femme, sexologue, didacticienne du périnée, Chantal Fabre-Clergue est la bonne fée de l'épanouissement sexuel post-partum. Avec le kinésithérapeute Alain Marzolf et le neurophysiologiste Michel Bouvier, elle a développé la méthode 5P ou « méthode de rééducation proprioceptive pelvi-périnéale », de manière à tonifier la sangle périnéale et abdominale. Concrètement, il s'agit d'exercices d'équilibre et de perception de la position de différentes parties du corps avec une bûche.

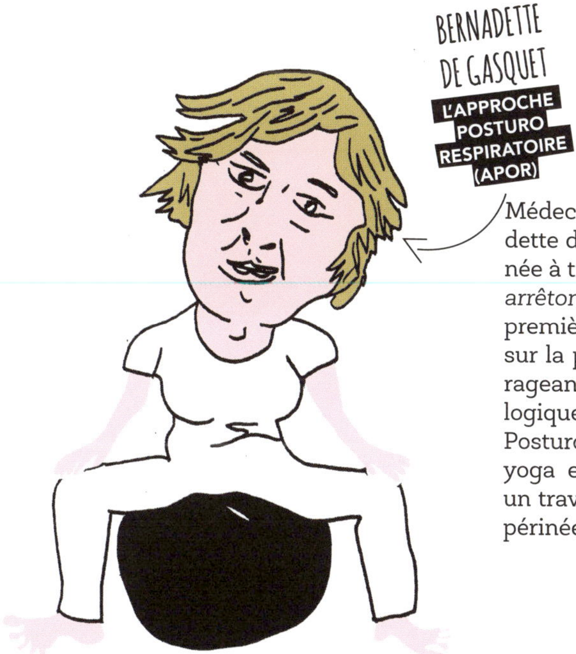

Médecin et professeure de yoga, Bernadette de Gasquet est la gourou du périnée à travers ses livres comme *Périnée, arrêtons le massacre !* Elle est une des premières à avoir mis l'accent en France sur la protection du périnée en encourageant un accouchement plus physiologique et sans poussée. Son Approche Posturo-Respiratoire (APoR) issue du yoga et de la biomécanique, propose un travail alliant posture, respiration et périnée.

Concrètement, la·le praticien·ne introduit une sonde dans votre vagin ou votre rectum et pose des électrodes sur votre abdomen. Il·elle vous demande de contracter tour à tour puis de relâcher les muscles du plancher pelvien en suivant une courbe à l'écran. Celle-ci vous permet de visualiser l'intensité de vos contractions et de vous corriger instantanément. Les plus de cette méthode : mieux prendre conscience de la contraction périnéale, renforcer les muscles pelviens. C'est un peu comme jouer à un jeu vidéo avec son périnée transformé en abeille butinant des fleurs au rythme de vos contractions ! C'est ludique et instructif.

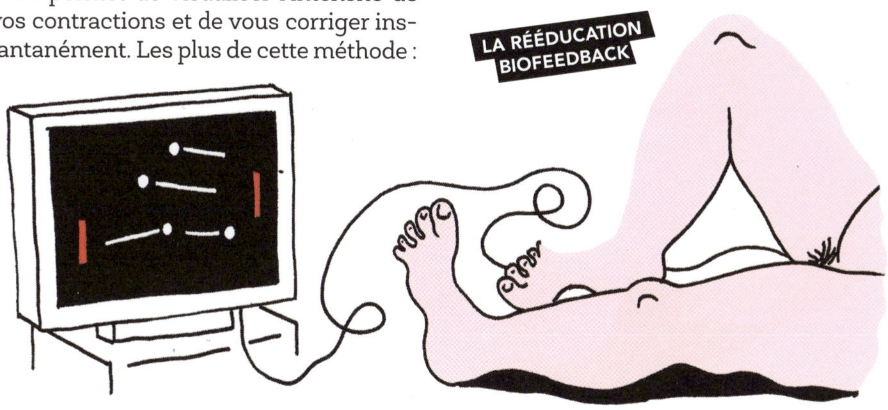

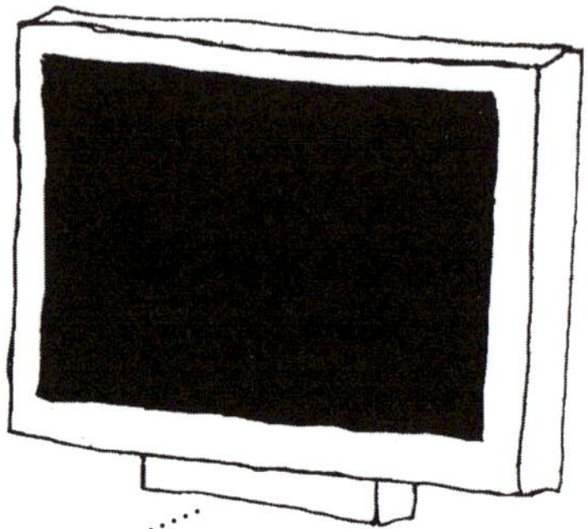

Le concept abdo-périnéo-MG mis en place par le kinésithérapeute Luc Guillarme repose sur la gestion du souffle dans un embout spécifique (le Winner Flow) associée à une électrostimulation périnéo-sphinctérienne (des électrodes sont posées sur votre sangle abdominale). Pratique, cette méthode se fait en toute autonomie, une vingtaine de minutes par jour, sans avoir à enlever sa culotte. Il est cependant important de déjà savoir « ressentir » son périnée et de connaître ses liens avec les abdos afin de ne pas inverser les commandes (poussée au lieu de retenue) et d'être à même de le protéger au quotidien.

La consultation est terminée. La bonne nouvelle, c'est que les muscles du périnée, comme tous muscles, peuvent se travailler, il n'y a donc pas d'âge pour être bien dans son slip ! Mais attention : « Qui ne mesure guère ne dure. » Un plancher pelvien excessivement musclé deviendra « rigide » et perdra son élasticité naturelle. Si la clé de bien des plaisirs est dans un périnée puissant, tonique et souple, un bon périnée reste avant tout un périnée mobile.

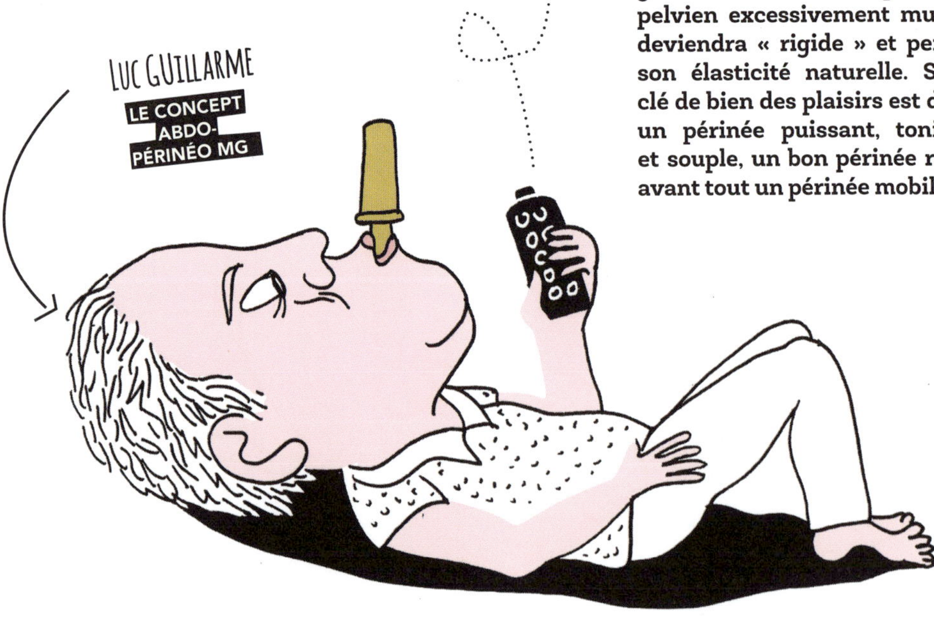

FOCUS

Les pessaires

Une assurance contre les chutes

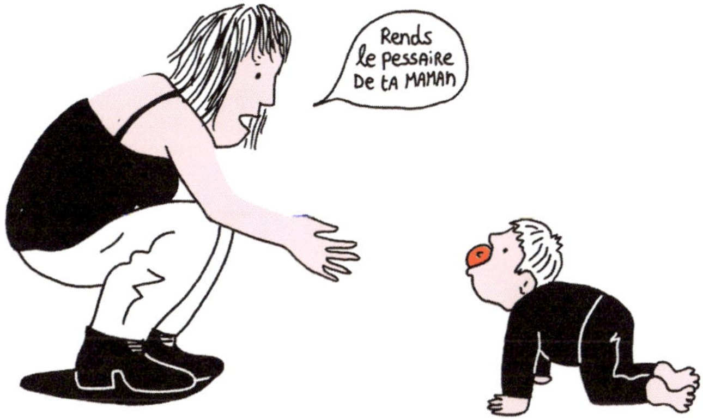

Une solution lorsque vos organes s'affaissent, que le prolapsus guette et que l'incontinence urinaire est là : le pessaire ! En plastique ou silicone, de tailles et de formes diverses (anneau, cube ou disque), ce petit dispositif s'insère dans le vagin dans le but soutenir les organes pelviens, offrant un réel soulagement. C'est un dispositif ancien (la date de l'invention du premier pessaire reste cependant inconnue), économique, simple et efficace, avec peu d'effets secondaires. Il est facile à mettre en place et à retirer chaque soir. Lavable, il laisse passer le sang des règles et les sécrétions vaginales. En général, pour les relations sexuelles, seul celui en forme d'anneau peut être gardé. Sa durée de vie est d'un an ou deux et son port bien entendu s'accompagne d'un suivi médical. C'est LE produit anti-chutes ! Un regret ? Il n'existe pas en version phosphorescente.

FOCUS

Le périnée, ça se ménopause

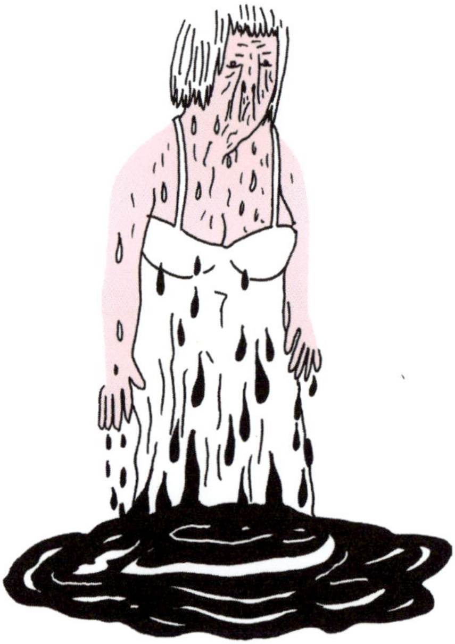

La ménopause, c'est l'arrêt des menstruations. Cela arrive vers 50 ans. Les ovaires arrêtent de sécréter les hormones sexuelles féminines (œstrogènes et progestérone), signant la fin de notre capacité à se reproduire (du sexe sans contraception !). Cet Hiroshima hormonal provoque un affaiblissement des fascias périnéaux œstrogèno-dépendants. Du coup, tout se relâche un peu et les fuites urinaires ou anales peuvent faire leur apparition. La rééducation périnéale limitera les problèmes au niveau musculaire. Saisissez l'occasion pour demander des boules de geisha pour votre anniversaire.

Un périnée pas encore « complètement » adapté à la bipédie

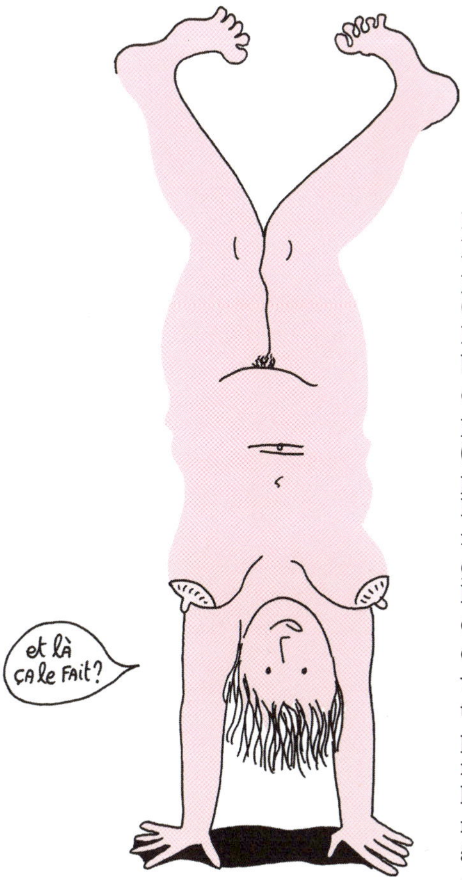

Il y a plusieurs millions d'années, l'humain a abandonné le quatre pattes pour une bipédie exclusive. Ce redressement a permis le développement du cerveau, mais en bout de chaîne, c'est le périnée qui en a fait les frais. Chez les quadrupèdes femelles, les trois orifices (urètre, vagin, anus) s'ouvrent par-derrière à 90° par rapport à l'horizontale, en conséquence les muscles du périnée sont protégés de la pression exercée par les organes pelviens. Une fois le corps mis à la verticale, les trois orifices s'ouvrent vers le bas et les viscères, sous l'effet de la pesanteur, vont avoir tendance à se précipiter dans le vide ! Bien que non ouvert par la cavité du vagin, le périnée des bipèdes mâles n'en reste pas moins lui aussi soumis à de fortes pressions. Eh oui, on est devenus intelligent·e·s, mais incontinent·e·s !

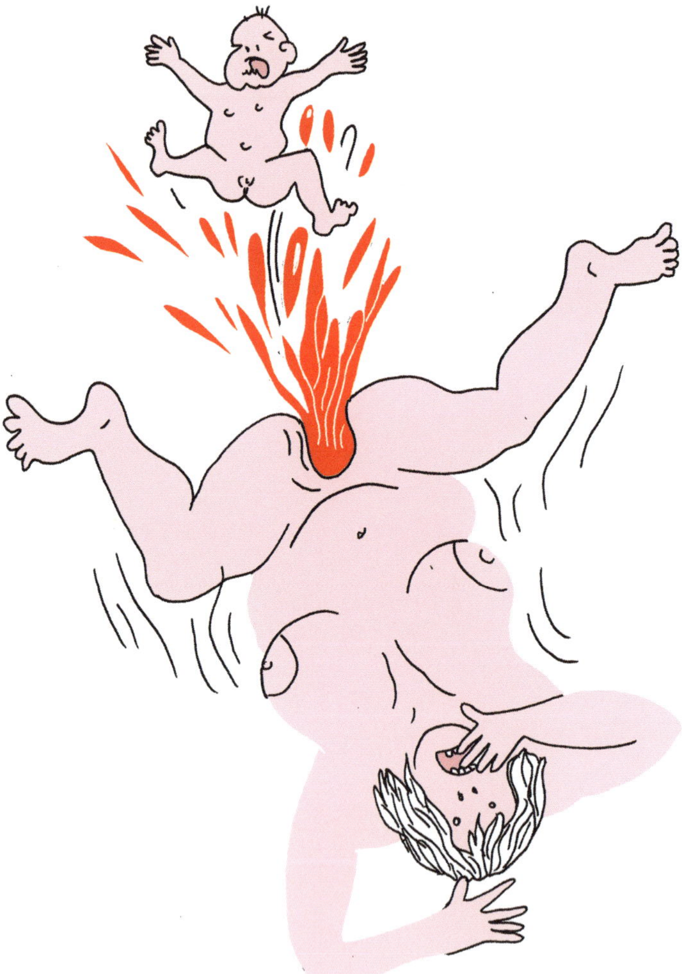

CHAPITRE 3

PERINATOR BABY

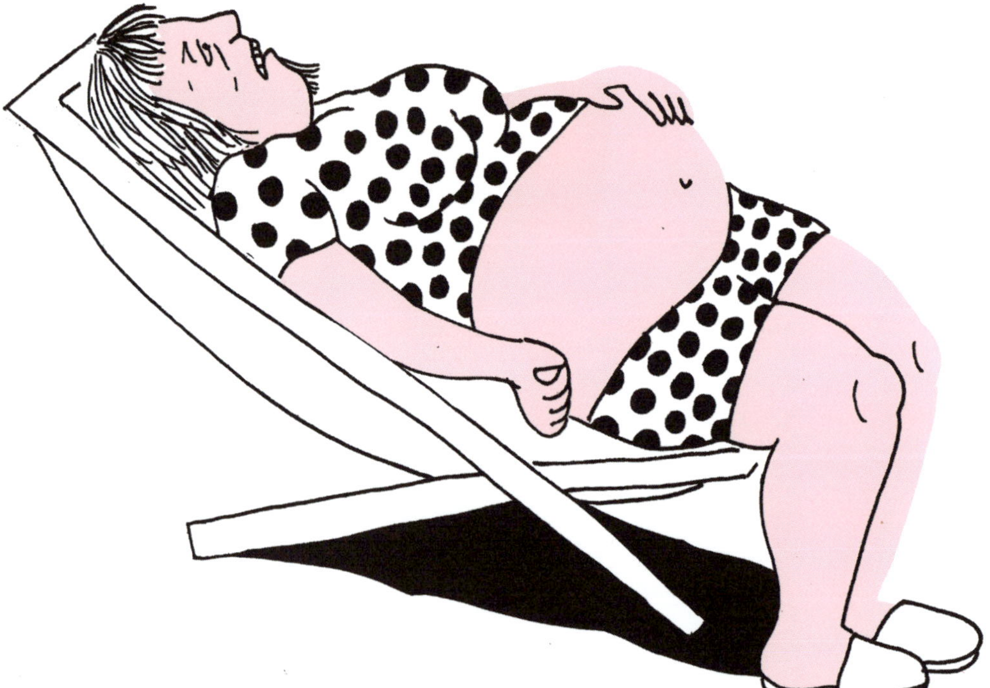

Pendant la grossesse

« Libérée, délivrée ! Déchirée ? » Afin d'éviter la cicatrice du Kraken, une seule solution : préparer au mieux son périnée à l'épreuve du bébé. Cela se joue en deux temps : pendant la grossesse et pendant la poussée. Hasta la vista, baby !

SUGGESTION N° 1
SE REPRÉSENTER SON PÉRINÉE POUR MIEUX L'APPRÉHENDER !

Fermez les yeux, imaginez sa forme. Représentez-vous un losange. Déterminez ses contours. Asseyez-vous par terre, pliez une jambe. Repérez les ischions (les « os des fesses » sur lesquels on s'assoit). Sentez la symphyse pubienne, cette articulation qui unit en avant les deux os du pubis. Si vous ne visualisez pas bien votre périnée, contractez et relâchez les muscles autour de l'anus et du vagin (attention pas ceux des fesses). Vous ressentirez comme un resserrement. Voilà, vous avez mobilisé votre périnée.

POUR UNE PRATIQUE CORRECTE ET PROGRESSIVE, N'HÉSITEZ PAS À DEMANDER CONSEIL À UN PROFESSIONNEL.

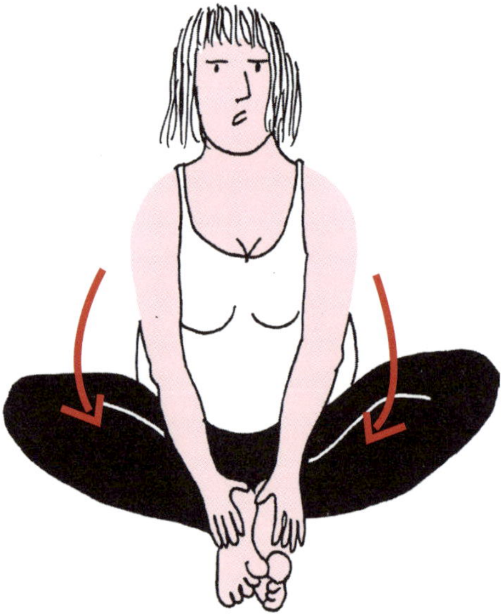

SUGGESTION N° 2
UN PEU D'EXERCICE…

Pas n'importe quoi, pas n'importe comment ! Quelques exemples :
Apprendre à contracter **le périnée** et à le relâcher rend l'accouchement plus facile et limite les risques d'incontinence urinaire. L'estomac libéré de toute pression, contractez vos muscles pelviens quelques secondes, relâcher graduellement (le double du temps de la contraction). N'oubliez pas de respirer pendant l'exercice. Répétez ce mouvement une dizaine de fois trois à quatre fois par jour.

Avoir des **cuisses** en béton et des muscles souples permet d'assurer la sortie active du bébé, d'améliorer la circulation sanguine et de réduire l'apparition de varices. Pour assouplir les muscles intérieurs des cuisses et pratiquer l'ouverture des hanches, asseyez-vous en tailleur, le dos bien droit. Abaissez lentement les genoux vers le sol avec vos coudes. Sentez l'étirement et maintenez la position pendant quelques secondes.

Les abdos : travailler le transverse avant tout. C'est le muscle le plus important des abdominaux. Situé sous les grands droits et les obliques, il agit comme une gaine assurant une bonne posture, maintenant les viscères et aidant à la respiration. En fin de journée/fin de grossesse, c'est cette zone qui pèse. Renforcer son transverse pendant la grossesse, c'est s'assurer un meilleur maintien, éviter les douleurs dorsales et les pressions excessives sur le périnée. Les grands droits, alias « les tablettes de chocolat », on les oublie, trop superficiels. Ils se distendront d'au moins 15 centimètres pendant la grossesse pour faire de la place à l'utérus.

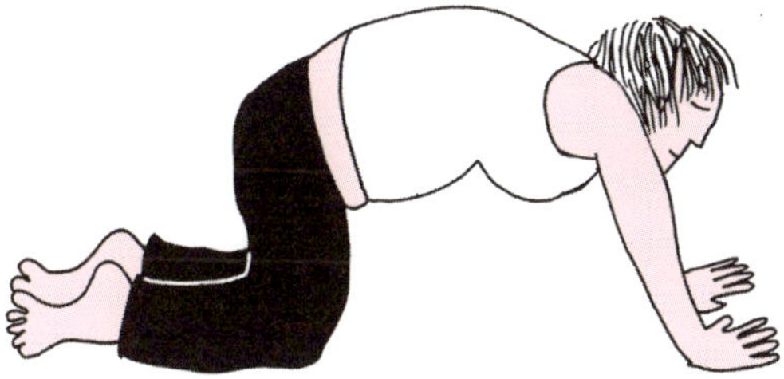

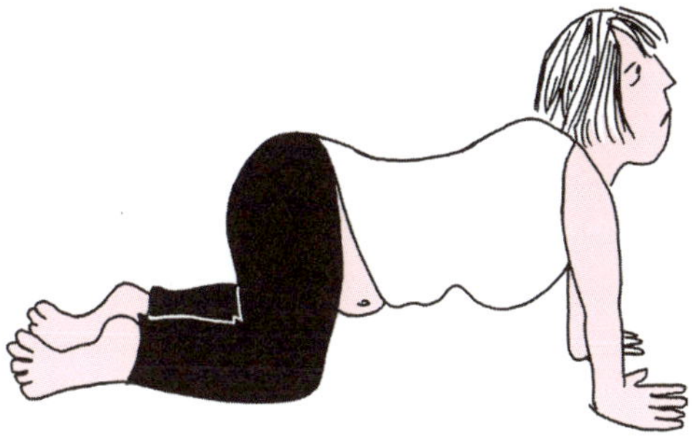

Le premier exercice c'est tout simplement **la respiration en bonne posture** ! Assise ou debout, mais toujours dans l'étirement (dos droit et redressé, épaules dégagées), on respire lentement avec le nombril qui rentre. Le ventre se dégonfle sur l'expiration, et à l'inspiration, naturellement, on relâche, tout tranquillement.

Pour muscler son transverse tout en soulageant les maux de dos, on adopte **la posture de la vache-chatte**. À quatre pattes sur les genoux et les mains, on inspire en arrondissant au maximum son dos (position de la chatte). On maintient la posture quelques secondes puis on souffle en creusant au maximum son dos (la position de la vache).

SUGGESTION N° 3
VIVE LES OMÉGAS 3 ET 6 !

Imaginez un pamplemousse humanoïde essayant de se frayer un chemin en dehors de votre vagin. Il n'y a pas de solution miracle, va falloir qu'il passe. **Pour soutenir votre périnée et maintenir son élasticité, nourrissez-le, hydratez-le.** Poissons gras, légumes à feuilles vertes, huiles végétales, produits laitiers, jaune d'œuf...

SUGGESTION N° 4
POUR PLUS D'AFFINITÉS...

Sujet qui fait encore débat chez les experts, le **massage périnéal**. Pour certain·es, pratiqué vers le 8e mois, il permettrait d'augmenter la circulation sanguine et d'améliorer l'élasticité des tissus prévenant ainsi les déchirures périnéales. Pour d'autres, il serait sans incidence et l'application de compresses chaudes présenterait de meilleurs résultats. Dans tous les cas, cette pratique permet de pénétrer une zone encore étrangère à beaucoup de femmes. Prête pour un petit aperçu : huilez vos doigts, appréhendez les contours, pressez délicatement autour de la vulve. Placez votre pouce à l'intérieur du vagin, massez vers le bas en faisant des mouvements en forme de U.

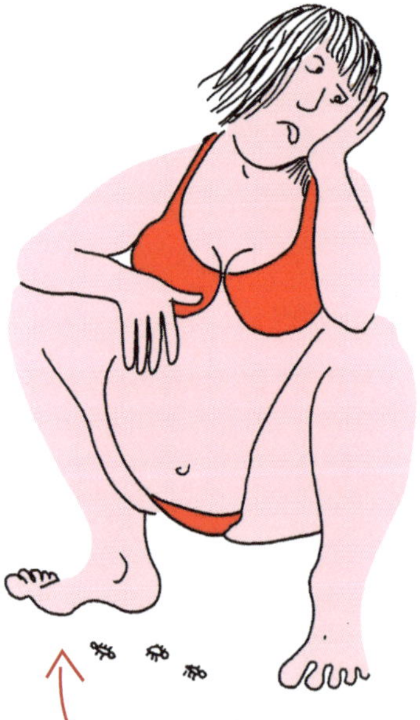

« TALONS AU SOL, S'ASSEOIR SANS POSER LES FESSES PAR TERRE, LES PIEDS POSÉS À PLAT, LE BUSTE DROIT »

SUGGESTION N° 5
ON S'ACCROUPIT POUR REGARDER LES FOURMIS !

Position universelle et ancestrale pour déféquer, manger, lire ou se reposer, la position accroupie est aussi fortement recommandée pour faciliter l'accouchement. Bien sûr, cela demande un peu d'entraînement et d'habitude. Mais **quelques minutes par jour suffisent pour assouplir le dos et relâcher le périnée**. Une fois acquise, cette flexibilité permettra le fameux jour une ouverture plus facile du bassin et du vagin. Ajouté à l'effet d'apesanteur, le bébé n'aura plus qu'à suivre la pente... enfin presque ! Sinon, il est toujours plus facile de pousser vers le bas, les jambes appuyées sur le sol, qu'allongée ou les jambes en l'air. Bref, tout le contraire de la position clinique habituelle.

SUGGESTION N° 6
DIALOGUER !

De plus en plus à la mode, **le projet de naissance** aide à une meilleure appropriation de son accouchement et évite les « Ah, si j'avais su... ». Dialogue ouvert avec l'équipe médicale, cette réflexion sur les attentes, craintes, désirs touchant au jour J (positions, gestes médicaux) est l'idéal pour installer une relation de confiance avec l'équipe médicale.

Le jour J

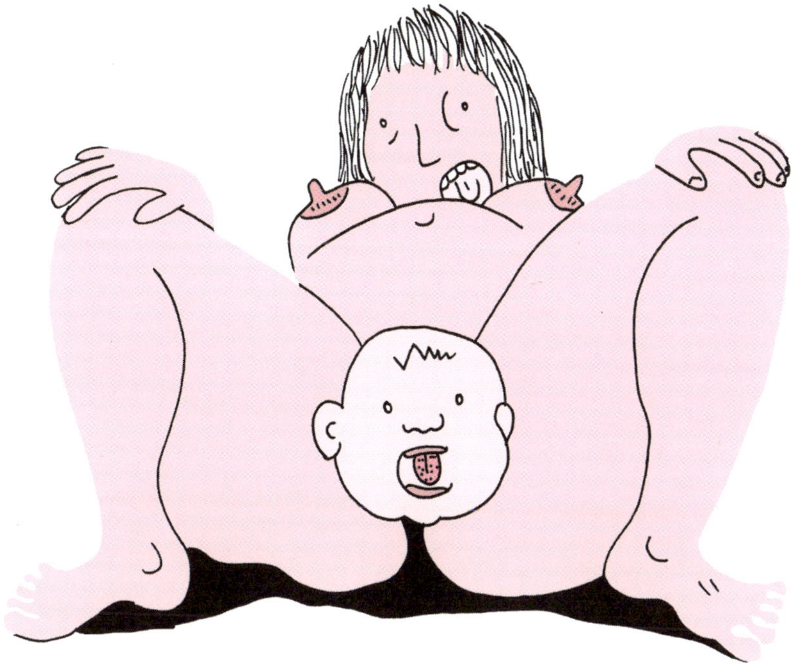

L'accouchement par voie basse : un développement en quatre temps

- **Les signes avant-coureurs** : contractions et (mais pas obligatoirement) perte du bouchon muqueux et des eaux.
- **Le travail** : c'est-à-dire la dilatation du col et son effacement grâce aux contractions, permettant au bébé de s'engager dans le petit bassin (ça peut durer looooooongtemps, et ça fait mal).
- **L'expulsion** : une envie irrépressible de pousser. Cette grosse envie d'aller à la selle est provoquée par la compression du rectum au passage de la tête de bébé dans le bassin. Alors pas besoin de se retenir, faut que la tête passe et autant que ça ne s'éternise pas ! En supplément, il est possible d'avoir une épisiotomie (incision dans le périnée afin d'agrandir l'ouverture du vagin), une déchirure (les tissus cèdent sous l'effort), ou l'utilisation d'instruments (forceps ou ventouse).
- **La délivrance** : décollement du placenta et son expulsion de l'utérus, de manière spontanée ou accompagnée.

Et pour finir, une petite couture si besoin. Faut être lucide, c'est pas de la tarte quand ça se dilate.

L'accouchement par césarienne, deux possibilités : programmée ou imprévue.
Pour des raisons médicales, une incision est faite, juste au-dessus du pubis, dans le ventre et l'utérus (une naissance sur cinq en France d'après les résultats de l'Enquête nationale périnatale de 2016). Il faut compter une dizaine de minutes avant que le bébé soit sorti et une vingtaine de minutes pour recoudre. Une césarienne programmée ne provoque pas de lésions au niveau du périnée, mais il aura été fragilisé par la grossesse. Le vécu d'une césarienne peut être négatif (sentiment d'avoir été dépossédée de son accouchement, d'avoir été trahie par son corps...). Il ne faut pas hésiter à en parler avant et/ou après.
Au fait, désolé, Jules César n'est pas né par césarienne, c'est une fake news antique.

Pour préserver son périnée deux astuces à essayer

ASTUCE N° 1
TESTER PLUSIEURS POSITIONS

À genoux, quatre pattes, assise, accroupie, en suspension, couchée sur le côté... et là on ne vous parle que des positions les plus connues. Écoutez votre instinct ! Variez les postures ! Ce qui est important, c'est de garder une mobilité constante, au niveau du bassin, même après la péridurale. La péridurale doit supprimer la douleur, mais pas les sensations. On ne peut pas déposer son utérus et revenir récupérer un bébé.

ASTUCE N° 2
SE FAIRE CONFIANCE

Pendant la poussée, suivez les sensations dictées par votre corps. Ne vous crispez pas, ne vous bloquez pas, le besoin de pousser s'installera naturellement et votre respiration s'adaptera. Les têtes des bébés ne sont pas plus grosses qu'avant. Tout ce qu'il faut demander, c'est d'encourager vos efforts et de vous laisser le temps.

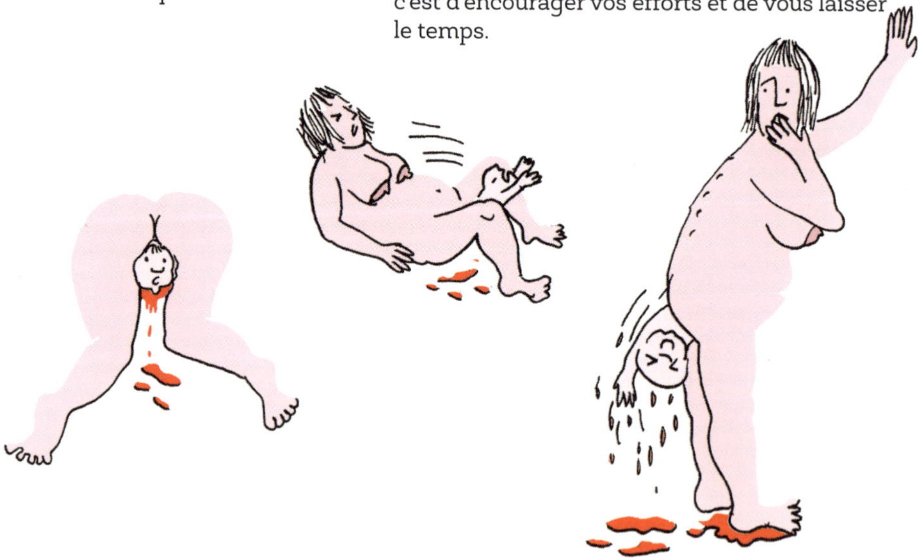

Et après ...

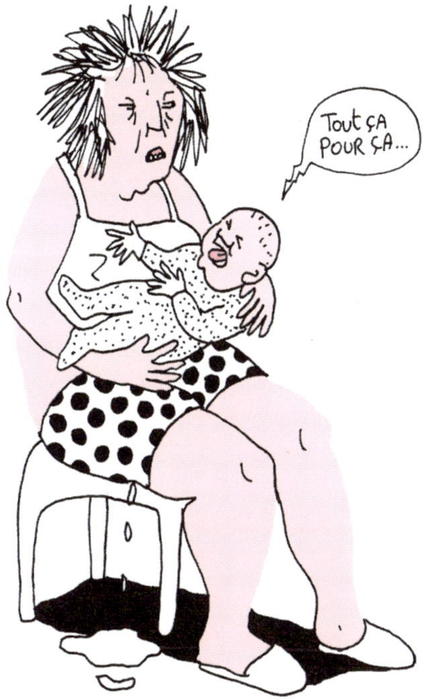

ASTUCE N° 1
SI CICATRICE IL Y A... MASSEZ !

Il est difficile pour un premier accouchement d'échapper à la cicatrice. La question n'est donc pas tant de savoir qui sera ou ne sera pas déchirée ou découpée, mais plutôt quelle sera la gravité de la blessure.

Les déchirures périnéales sont classées par degrés, de la déchirure du vagin qui ne touche que la première couche de tissus, soit la peau et ne nécessite pas forcément de point (1er degré), à celle qui arrache tout sur son passage du vagin jusqu'à l'anus (4e degré).

La déchirure du 2e degré touche en plus de la peau les muscles du périnée. Quant à celle du 3e degré, elle atteint le sphincter anal.

Décrite pour la première fois en Europe en 1742 par une sage-femme, Fielding Ould, l'épisiotomie est l'équivalent d'une déchirure de degré 2 mais faite latéralement aux ciseaux.

Déchirée ou découpée, il restera toujours une cicatrice plus ou moins grande, boursouflée ou douloureuse. Alors un seul mot d'ordre, une fois la cicatrice refermée : massez, massez, massez, massez, dans tous les sens, tous les jours. Ce n'est pas très agréable, un peu fastidieux, mais cela permet d'éviter que la cicatrice ne durcisse et d'assouplir la peau pour que la zone retrouve peu à peu sa sensibilité.

ASTUCE N° 2 :
ET POURQUOI PAS UN PETIT BILAN OSTÉOPATHIQUE ?

Il n'est pas rare après un accouchement par voie basse que tout ait un peu bougé (bassin, coccyx, sacrum...). L'ostéopathe peut aider à remettre tout cela en équilibre. Dans un premier temps, la·le praticien·ne touche pour identifier les troubles puis manipule pour les corriger. La profession est jeune et ne fait pas l'unanimité parmi les professionnel·le·s de santé, il vaut mieux se fier au bouche-à-oreille et pourquoi pas privilégier un·e osthéopathe ayant aussi une formation médicale.

HEY ! HEY !

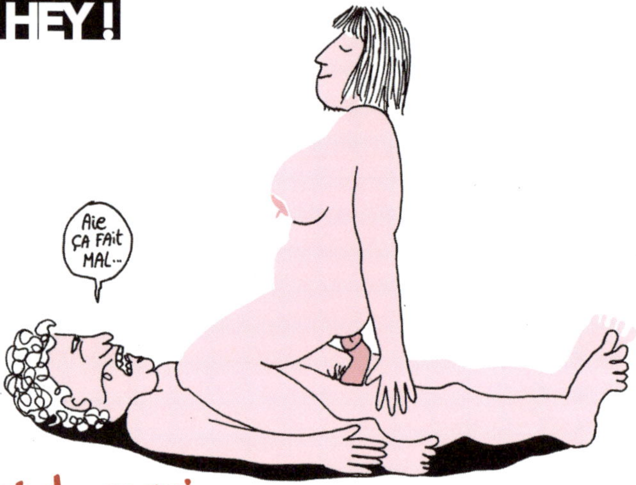

Le point du mari

« Vous reprendrez bien un petit point Madame ? » Révélé et dénoncé sur le blog de la militante féministe Isabelle Alonso en 2014, le point du mari consiste en l'ajout de points non nécessaires après une épisiotomie ou une déchirure afin de resserrer les petites lèvres au niveau de la fourchette vulvaire pour accroître le plaisir sexuel du partenaire. En plus de nier la physiologie du rapport sexuel, cet acte génère des dyspareunies orificielles rendant les rapports douloureux voire impossibles par la suite.

La polémique autour du point du mari a remis sur le devant de la scène l'épisiotomie et sa nécessité. Dans les années 1980, elle était vue comme LA solution pour éviter les déchirures graves (degrés 3 et 4). En 1998, selon l'Enquête nationale périnatale, 47 % des accouchées ont subi une épisiotomie (71 % des primapares). En 2016, le taux global était de 20 % (35 % chez les primapares). Baisse notable qui confirme que cette pratique, un peu trop banalisée et systématisée, est remise en question (finalement, les épisiotomies ne protègeraient pas des déchirures du sphincter). Les taux restent cependant très disparates selon les maternités : de 1 % à plus de 45 % en 2016 (selon les chiffres donnés par le quotidien *Le Monde* en collaboration avec la Fédération française de santé en périnatalité). Bien que la plupart des épisiotomies cicatrisent sans infection ou hémorragie, des douleurs vulvaires et/ou pendant les rapports peuvent apparaître, sans oublier l'aspect psychologique (un sexe agrandi aux ciseaux !). Il est aujourd'hui admis que l'épisiotomie doit être utilisée de façon ciblée, essentiellement en cas d'utilisation d'instruments comme le forceps et de périnée rigide.

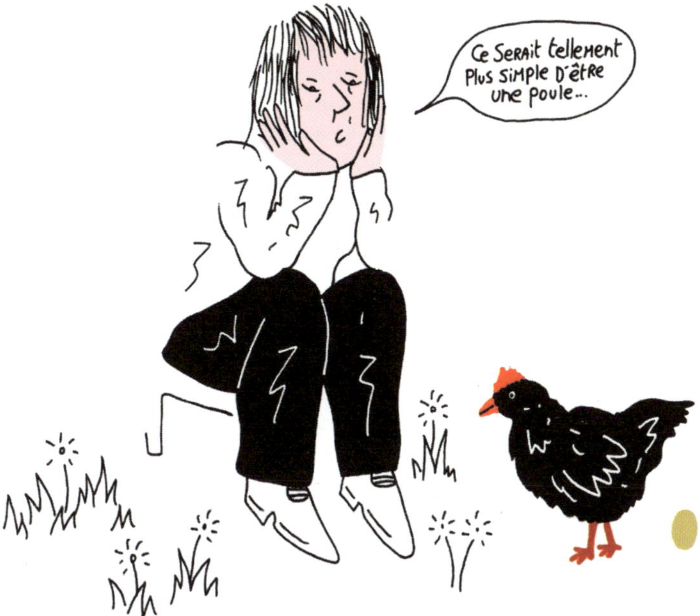

Panique dans le bidon

« Félicitations ! Vous êtes enceinte ! »

Cœur qui bat plus vite, sueurs froides, muscles qui se paralysent. On a peur, voire très peur. Pis encore que de tomber dans une fosse remplie de serpents ou de se faire bouffer par une araignée géante. C'est Alien qu'on rejoue. Cette peur excessive, dévorante de la grossesse et de l'accouchement porte un nom : la tocophobie. Reconnue depuis 1997 par l'Organisation mondiale de la Santé, elle se divise en deux catégories : primaire chez les femmes n'ayant jamais eu d'enfant, secondaire lorsque la peur est liée à un accouchement précédent. Cette « phobie de l'accouchement » se manifeste par des insomnies, crampes abdominales, angoisse, crise de larmes, obsession pour la contraception, peur de mourir, un discours extrêmement négatif et anxieux et empêcherait 10 % des femmes d'être enceintes ou de mener leurs grossesses à terme (selon le magazine *Québec Science*). Cela peut aller jusqu'à l'avortement, une césarienne sans raison médicale, des dépressions pré et post natales.

PARTIE 3

ADOPTER LA « PÉRIN'ATTITUDE »

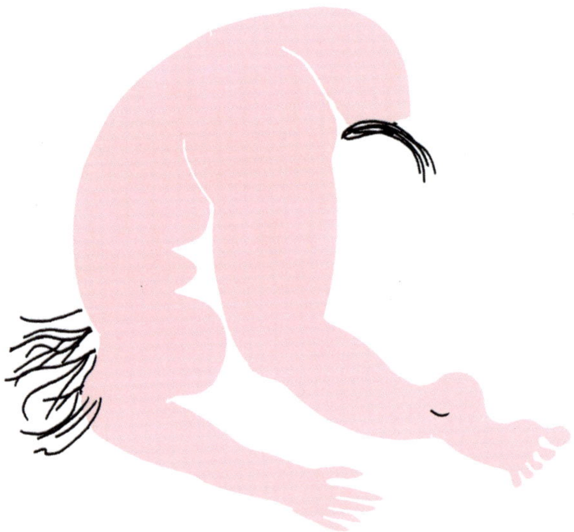

CHAPITRE 1

L'ART D'URINER SANS LIQUIDER SON PÉRINÉE

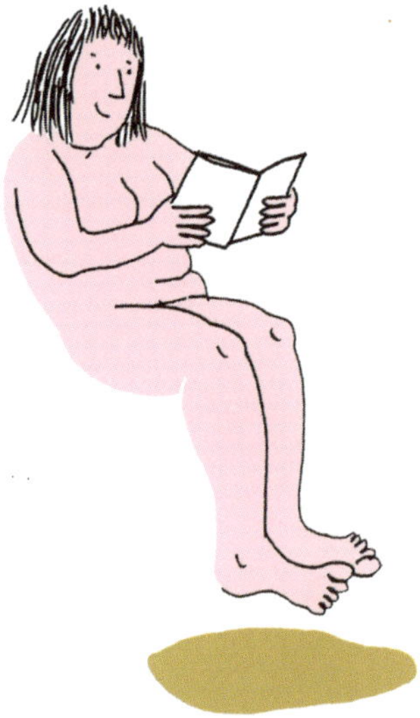

Les règles du bien uriner

RELAX MAX

Pour un bon débit et une vidange efficace : installez-vous confortablement, les pieds au sol, la culotte aux chevilles. Cela favorisera le relâchement du sphincter urétral, la miction pourra alors se dérouler tranquillement et la vessie se vider totalement. Ne poussez pas, vous avez le droit de prendre votre temps aux toilettes.

BIEN ESSUYER !

C'est une garantie contre l'infection urinaire ! Car si bactéries anusiennes il y a dans la vessie, leur migration ne peut résulter que d'un essuyage dans le mauvais sens (de l'anus vers la vulve). Évitez les feuilles de bananiers ou les pierres polies, le plus pertinent (en attente de quelque chose de plus écologique) restant le papier toilette non parfumé, dans un mouvement allant de la vulve et le méat urinaire vers l'anus (de l'avant vers l'arrière donc). Également, le rapport sexuel entraînant toujours une petite remontée de microbes, un pipi limitera les risques de cystite.

BUVEZ RÉGULIÈREMENT

Entre 1,5 et 2 litres tout au long de la journée pour uriner fréquemment. Pour vous donner une petite idée, il est considéré qu'une personne buvant environ 1,5 litre urinera en moyenne 5 à 6 fois par jour, pour 2 litres le ratio sera de 6 à 8 fois. L'eau joue également un rôle dans le bon fonctionnement du transit, limitant la constipation. Mais n'abusez pas du thé et du café, ils rendent la vessie « nerveuse », entraînant des envies pressantes d'uriner.

LES PETITES GOUTTES RETARDATAIRES

Pas d'inquiétude, elles relèvent de l'effort de poussée effectué au moment où vous quittez le trône et ne signifie en rien une vidange incomplète. Pour qu'un volume résiduel d'urine aboutisse à une infection, il faut une stagnation d'au moins 100 ml d'urine.

ATCHOUUUUMM !

L'éternuement, expiration forcée, entraîne une contraction réflexe du transverse. Essayez de le mobiliser juste avant l'éternuement et ne poussez pas sur le périnée, vous entraînerez votre vessie vers le bas et l'arrière.

Les règles du pas bien uriner

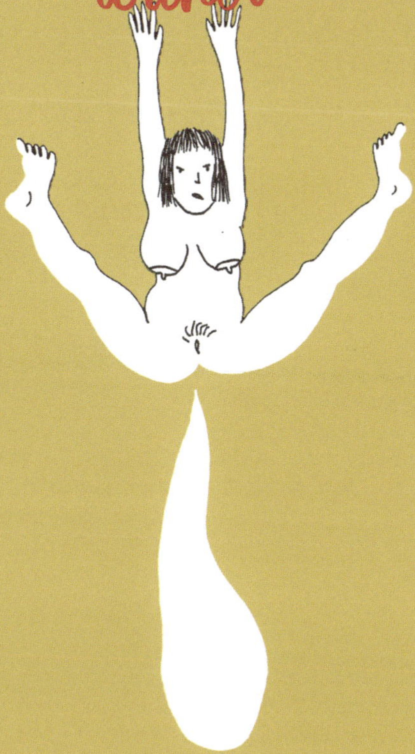

NON AU PIPI STOP !

Cet exercice qui consiste à essayer de stopper la miction en contractant le périnée perturbe les réflexes normaux de la miction et de la continence, et peut entraîner des infections urinaires car l'urine stagne alors dans la vessie.

ÉVITEZ LES « PIPI EXPRESS »

Ne poussez pas pour accélérer la miction. Les pressions abdominales compriment la vessie et abîment à la longue le périnée, pouvant provoquer une mauvaise appréciation du besoin réel, des envies fréquentes, des infections urinaires voire une descente d'organes. Avec un peu d'entraînement, vous saurez détecter au bruit du jet si votre voisine de cuvette pousse ou pas, et lui conseiller de se calmer.

LIMITEZ LES PIPIS … SANS POUR AUTANT SE RETENIR !

Une vessie trop sollicitée accentue les troubles mictionnels. Aller faire 3 gouttes avant de prendre le train ou une réunion en plus d'être inutile est dommageable. La vessie se remplissant en continue (nous élaborons en permanence de l'urine), il est probable que dans les dix minutes suivant votre sortie des toilettes, il y aura de nouveau une certaine quantité d'urine dans votre vessie. Trop se retenir n'a rien de bon non plus. Cela favorise la stagnation de bactéries et avec le temps la vessie peut se distendre.

PARLONS CUVETTE !

Asseyez-vous ! Rien ne sert de jouer les équilibristes pour éviter tout contact avec la lunette des toilettes. Cela vous fera contracter tous les muscles de la partie inférieure du corps, y compris le sphincter urétral, celui-là précisément qu'il faut relâcher pour uriner ! La vessie ne peut alors pas se vider complètement. Pour les lieux publics particulièrement crades, le « pisse debout » est une alternative très intéressante car on relâche très bien le sphincter urétral debout.

Une envie pressante

AVIS AUX PISSEUSES !

Une des prérogatives du périnée est de protéger la culotte des fuites urinaires !

L'incontinence urinaire d'effort. Un grand classique qui concernerait essentiellement des femmes de moins de 50 ans (et beaucoup de grandes sportives). C'est la culotte qui s'humidifie lors de la pratique d'un sport ou simplement à l'occasion du portage d'un pack d'eau, lors d'une toux, d'un rire ou d'un rapport sexuel. C'est impossible à anticiper et ne s'améliore pas avec le temps.

L'incontinence urinaire par impériosité ou « urgenterie ». Elle est due à des contractions vésicales involontaires. C'est une envie soudaine d'uriner impossible à retenir, il faut la satisfaire là, tout de suite, pas le temps de comprendre ce qui se passe. Cette incontinence touche plus généralement les femmes ménopausées.

L'incontinence urinaire mixte C'est la combinaison gagnante : incontinence d'effort et incontinence d'urgence, dans tous les cas c'est la fuite.

CECI EST UNE VESSIE

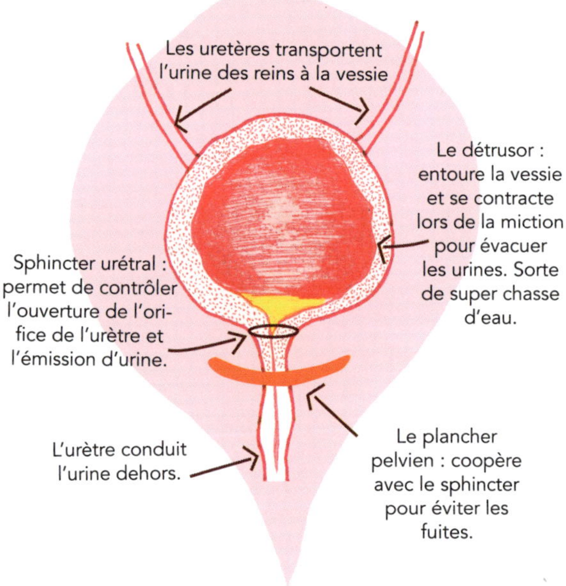

Près de 3 millions de femmes seraient affectées par des problèmes d'incontinence et une femme sur cinq souffrirait d'une incontinence urinaire d'effort (selon le site passeport santé). C'est une pathologie comme les autres et qui en plus se soigne ! Il y a des solutions, la rééducation périnéale en est une.

Cigarette, abus de caféine et d'alcool, surpoids et continence ne font pas bon ménage ! Cystites, grossesse, ménopause, toux chronique sont des facteurs à risque.

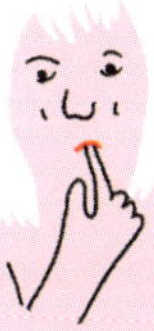

L'URINE
LE POURQUOI DU COMMENT ?

VESSIE : STOCKE ET ÉVACUE L'URINE DE MANIÈRE CONTRÔLÉE

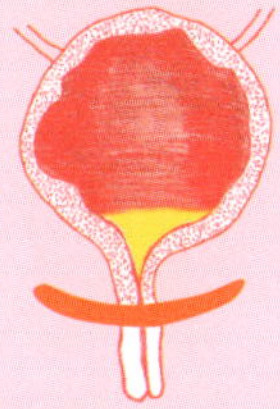

Les muscles de la vessie sont relâchés, ceux du sphincter contractés compriment l'urètre empêchant ainsi l'urine de s'évacuer. Le stockage peut commencer.

PLIC...PLOC... LA VESSIE SE REMPLIT

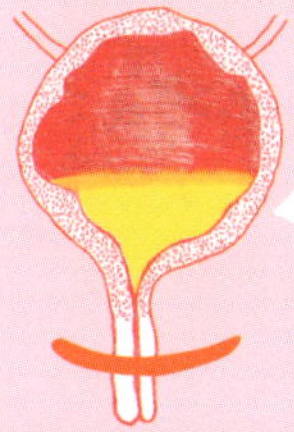

Au fur et à mesure du remplissage sa paroi se distend et l'information est envoyée au cerveau que la vessie est presque pleine.

TIC TAC LE VOLUME EST SUFFISANT L'ORDRE D'URINER EST DONNÉ PAR LE CERVEAU

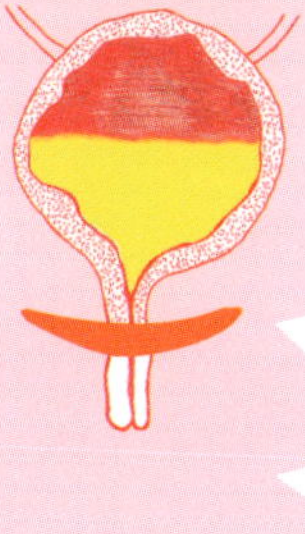

L'envie d'uriner survient généralement lorsque la vessie contient environ 250 à 300 ml (soit un peu plus d'une tasse).

Au-delà de 500 ou 600 ml, les fibres musculaires sont mises à mal et perdent à long terme leur capacité de contraction. Cette distension excessive entraîne également des lésions au niveau des terminaisons nerveuses qui donnent l'information du besoin. La miction et la continence risquent alors d'être perturbées.

SPLASH ! LE LIEU EST PROPICE, C'EST LE MOMENT DU SOULAGEMENT

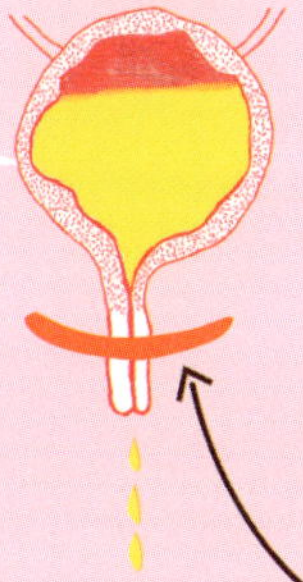

Le sphincter urétral se relâche et s'ouvre, les muscles de la vessie se contractent et chassent l'urine vers l'urètre puis vers le méat urinaire.

HEY ! HEY !

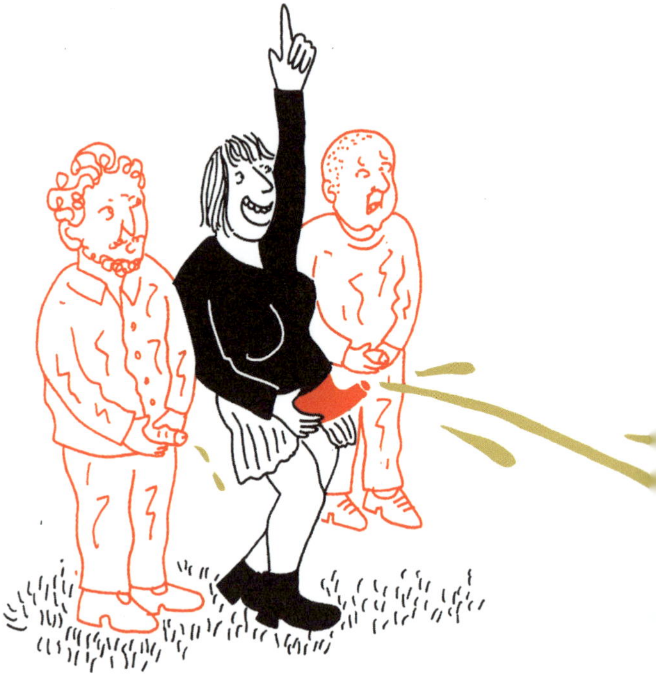

Le pipi, c'est culturel

Marre d'uriner à croupetons ? Pissez debout !

Pisser debout ! GoGirl, PissStyle, Freelax, Travel Jo, Urinella, Pisse-Debout, l'urinette portative a le vent en poupe. Le concept n'est pas nouveau, il était possible au début du xxe de trouver des urinoirs pour femmes dans les toilettes publiques. Et si on remonte encore le temps, c'était tout simplement debout, avec ou sans culotte fendue, qu'elles se soulageaient sous leur robe. Avec le pisse debout, fini de se retenir à outrance et d'errer pendant des kilomètres à la recherche de toilettes, d'un espace entre deux voitures ou d'un arbre suffisamment protecteur. Avec un peu de pratique, on peut même faire pipi sans descendre le pantalon : pensez toutefois au sens du vent, cela peut se révéler important. Si rien n'oblige les mecs à pisser debout, rien n'oblige les femmes à le faire assis !

FOCUS

Le syndrome de la clé

Faire pipi sous la douche ou comment rendre sa vessie incontrôlable

Gare aux adeptes du « pipi par habitude » ou « pipi par précaution », celui-là par exemple qui, à mesure que l'on approche de chez soi se fait de plus en plus pressant, ou encore celui qui à chacune de vos douches, s'échappe insidieusement pour s'écouler le long de vos jambes. On peut également évoquer le petit doigt dans l'eau, la première brasse à la piscine. Pourquoi ce phénomène ? Ces impériosités relèvent d'un réflexe comportemental construit, qui résulte de la répétition de mauvaises habitudes ou associations. Ces pratiques ne sont pas sans conséquence sur le contrôle de votre vessie. En effet, quelques gouttes séparent le pipi de routine avec celui de l'incontinence par impériosité... Alors, que faire ? On fait appel au périnée. On se détend, on se concentre, on contracte le périnée plusieurs fois pendant 10 secondes, ce qui devrait vous permettre de reprendre le contrôle.

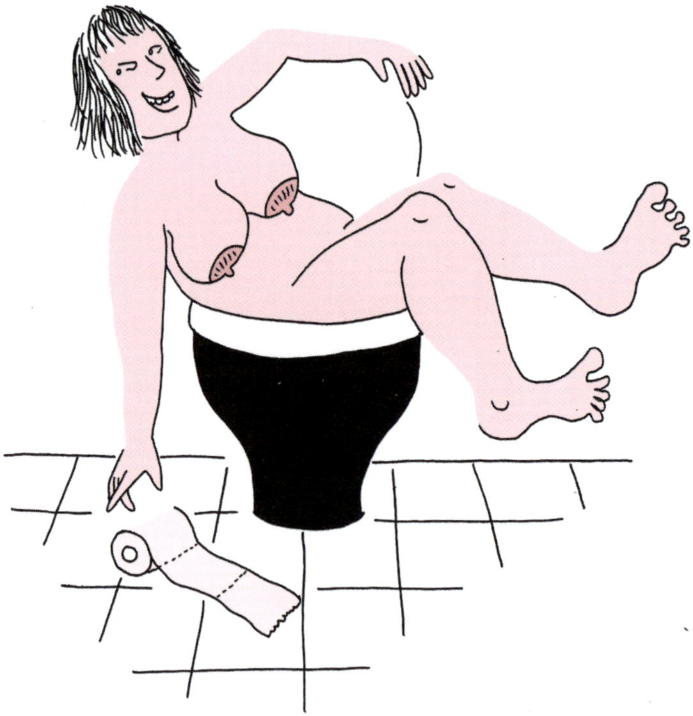

CHAPITRE 2

QUELQUES PRINCIPES ÉLÉMENTAIRES POUR SE METTRE EN SELLE

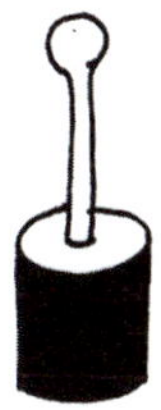

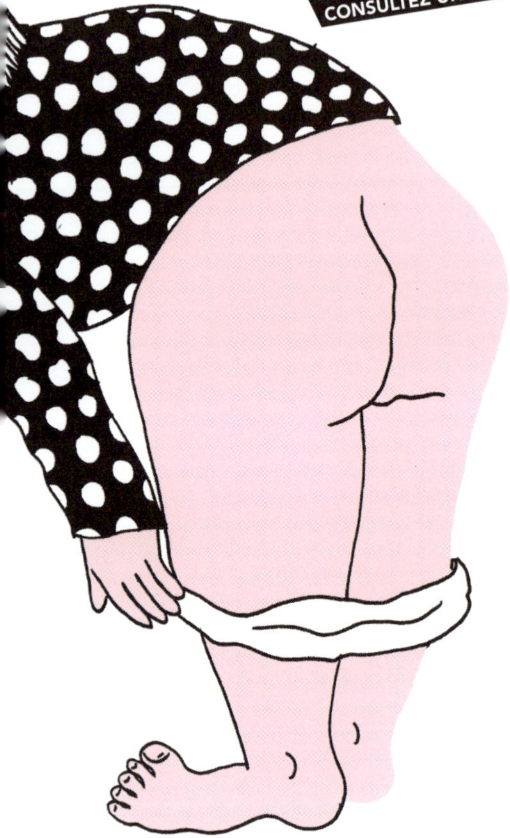

Quand le derrière s'en mêle

COMMENT ÉVITER DE RUINER SES CULOTTES

DES DOUTES, DES QUESTIONS CONSULTEZ UN·E PRO

La deuxième des qualités du périnée est de jouer un rôle dans la continence anale. Les fuites de gaz, les pertes de matières fécales ne concernent pas que mamie ou papi Mougeot ! En fait, hommes et femmes, de tous âges, tout le monde est concerné. Et, selon un communiqué de presse de l'Inserm de 2017, en France, 1 million de personnes dont 350 000 de façon sévère (perte de selles au moins hebdomadaire).
Quelques signes pour reconnaître une incontinence anale :
- Envies toujours plus urgentes de monter sur le trône ; il est de plus en plus difficile de différer la sortie de l'étron ;
- « Traces de pneus », souillures liquides ou solides sur les sous-vêtements ;
- Fréquentes et involontaires évacuations de gaz, à ne pas mettre sur le même plan que le pet de soulagement.

Encore plus tabou que l'incontinence urinaire, cette pathologie est rarement évoquée, pourtant il existe des solutions (rééducation ano-rectale, traitements médicamenteux, chirurgie...). Il existe même une solution « tamporaire », le tampon anal. Délivré sur prescription médicale, celui-ci ne se refile pas discrètement entre copines.

Problèmes de constipation et problèmes urinaires sont presque toujours liés. On ne règle pas les problèmes urinaires sans prise en charge de la constipation en parallèle.

Guerre à la constipation !

L'ENNEMI NUMÉRO 1 !

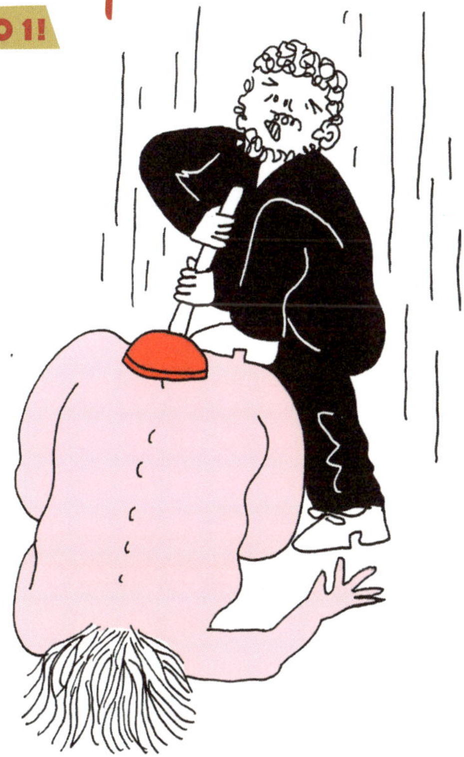

Cette pathologie concernerait environ un adulte sur cinq (selon Doctissimo), avec une affinité particulière pour les femmes. Elle se définit par une fréquence de selles trop faible (moins de trois sorties par semaine, et cela sur plusieurs semaines/mois consécutifs), avec des selles trop dures, trop petites, difficiles à évacuer. À la longue, ces efforts de poussée, réussis ou non, fragilisent le périnée, qui finit alors par se relâcher.
Quelques conseils pratiques :

À BAS LES BURGERS ! VIVE LES HARICOTS VERTS

Améliorez votre transit en privilégiant les aliments riches en fibres (25 à 30 gr par jour), faites la part belle aux fruits et aux légumes secs avec une mention pour les pruneaux, préférez le riz complet et riche en fibres.

BUVEZ, POUR MIEUX ÉLIMINER

Entre 1,5 et 2 litres par jour à intervalles réguliers. Consommez une eau riche en magnésium, des jus d'agrumes et des potages. L'absorption de liquides contribue au ramollissement des selles et donc à une évacuation plus fluide.

BOUGEZ !

Muscles abdominaux stimulés = intestins mieux évacués ! Les muscles de la ceinture abdominale sont actifs dans le processus de poussée des selles vers l'évacuation et en plus le sport ça détresse. Vous pouvez aussi stimuler votre intestin paresseux par un petit auto-massage.

QUAND C'EST L'HEURE, C'EST L'HEURE !

Détendez-vous après les repas, soyez attentif·ve·s aux signaux de votre organisme. Quand votre corps s'exprime, ne le contrariez pas. Vos selles risqueraient de se déshydrater et de devenir difficiles à évacuer.

INSTAURER UNE ROUTINE FÉCALE...

L'intestin détestant les changements, donnez à vos muscles des habitudes de pontes à heures fixes.

Les règles du bien déféquer

POUR PRÉSERVER SON PÉRINÉE

TRÔNER
EN BONNE POSITION

La position idéale est l'accroupi des toilettes turques : pieds disposés en parallèle et écartés de la largeur du bassin, angle de 35° entre le buste et les cuisses. Cette position favorise le relâchement du sphincter interne anal qui coïncide avec la contraction rectale pour évacuer les selles.

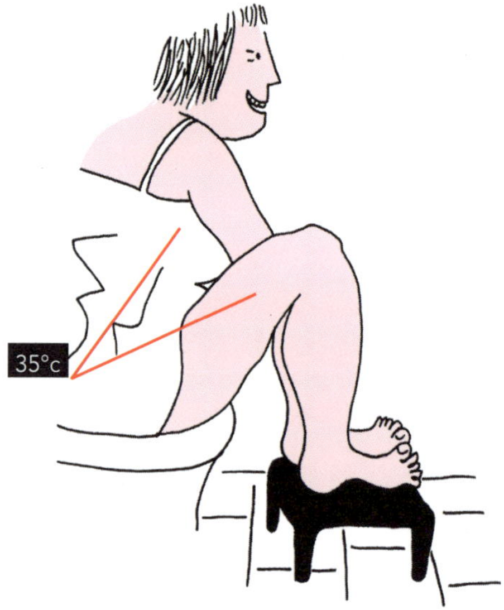

Sinon vous pouvez toujours faire un trou dans la terre!

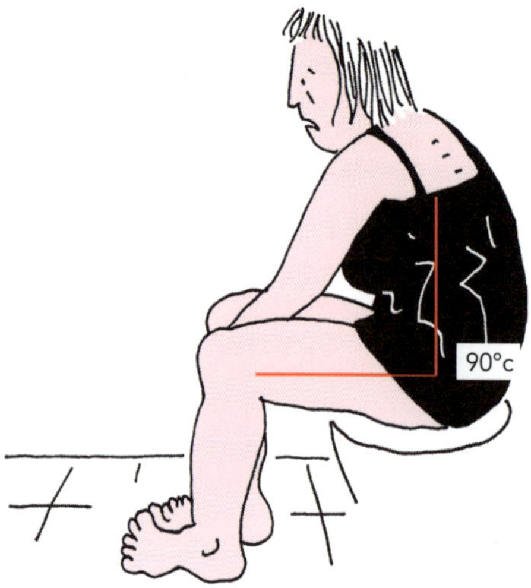

Nos toilettes sont généralement trop hautes, elles induisent une position assise en arrière générant un mauvais angle ano-rectal. Pour une position optimale (périnée protégé, fèces facilement évacuées), placer vos pieds sur un petit marchepied et pencher votre tronc en avant. Et si cela ne veut toujours pas sortir, il paraîtrait que se balancer d'avant en arrière stimule la défécation.

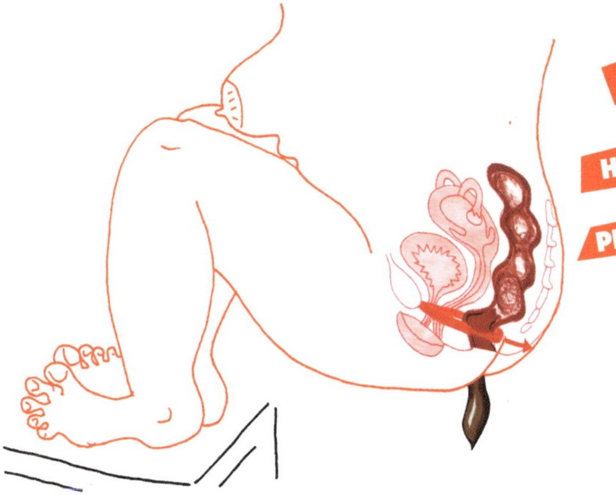

PFF... PFF...,

RESPIREZ

Se soulager demande une posture ajustée, mais aussi un travail de respiration, une présence attentive à l'instant ! Car tout vient à point à qui sait attendre, rien ne sert de pousser, l'étron s'expulsera de lui-même et se déposera sans détour au fond de la cuvette : bon, parfois sur le côté aussi !

POPOTE CACA-DODO

SOYEZ CALME ET RÉGULIER·ÈRE

Pour commencer une journée légère, certaines règles sont à observer. La ponte se fait toujours à la suite d'un repas, c'est pourquoi le rectum se remplit généralement dans l'heure qui suit la prise du petit déjeuner. Il convient donc de procéder à un largage dans la matinée. Inscrivez vos pontes dans une meilleure connaissance de votre corps, veillez à respecter votre rythme biologique. Ne restez pas scotché·e. trop longtemps sur le siège, cela exercerait des pressions inutiles sur votre périnée ouvert.

Allo popo ?

BONJOUR CACA !

Un peu de cul-ture. Les fèces françaises pèsent généralement autour de 200 g par jour (soit environ 73 kilos pas an, selon le site planetoscope.com) et ont la forme d'une banane. Résidues de notre digestion, elles sont composées à 75 % d'eau et à 25 % de déchets biologiques. Il n'existe pas de standard sur la fréquence des évacuations, l'important étant qu'elles se passent confortablement.

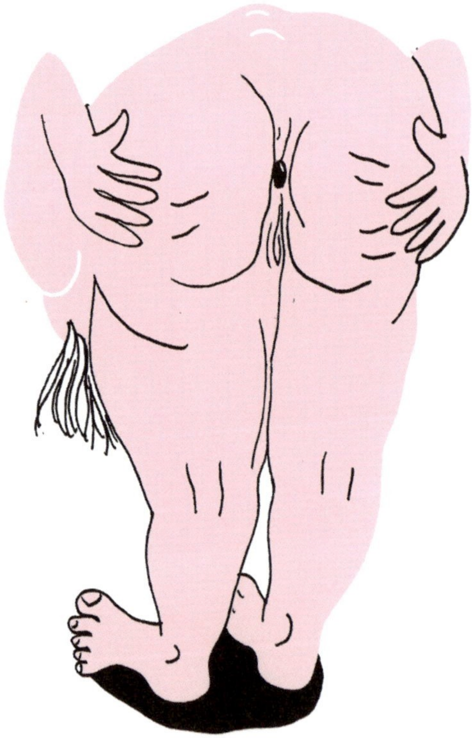

Pleines de surprises, elles sont représentatives de l'état de santé de nos intestins. Ne tirez plus la chasse d'eau sans réfléchir, prêtez attention :

- à la fréquence de l'évacuation, normalement deux à trois fois par jour ;
- à l'odeur qui doit être peu dérangeante (une senteur œuf pourri n'est pas bon signe, vous mangez sûrement trop de protéines animales) ;
- à la couleur dans les bruns (selles noires = taux de fer trop important, selles jaunes = infection dans les intestins, selles blanches = problème de foie, pancréas ou vésicule biliaire) ;
- à la forme, un joli C ou un S résultat du passage par les intestins ;
- à la consistance de préférence souple, compacte, qui coule au fond de la cuvette (ne flottent pas, ne s'accrochent pas) et salit peu l'anus.

Recette pour de beaux cacas : s'hydrater régulièrement et manger des fibres (haricots, pois, lentilles, légumes à feuilles vertes, choux, oignons, pomme, orange, noix, etc.), faire de l'exercice.

Voici une typologie du caca. Inspirée directement du diagramme de l'université de Bristol en Angleterre publié en 1997, cette classification des selles selon leur aspect et leur texture vous permettra d'identifier un trouble de la digestion, des diarrhées suspectes, d'évaluer la menace d'une constipation ou tout simplement d'admirer votre étron.

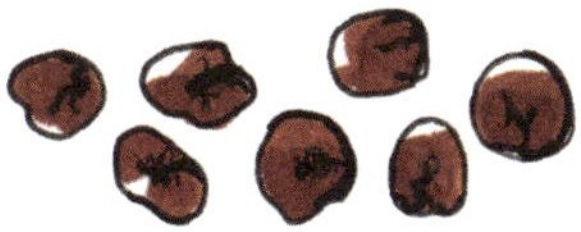

UN pour tous. Beaucoup d'efforts pour pas grand-chose ! Vous êtes constipé·e, mangez des fibres, buvez de l'eau et faites un peu d'exercice.

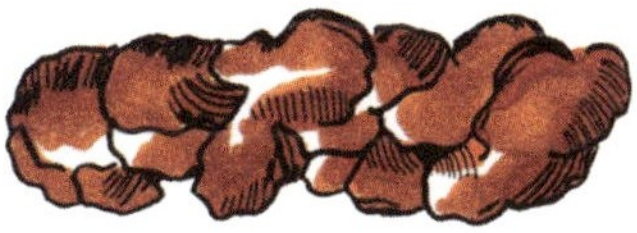

TOUS pour un ! Unifiés pour former un seul et même étron. Là encore, ayez recours aux fibres, à l'eau et aux exercices pour stimuler votre intestin.

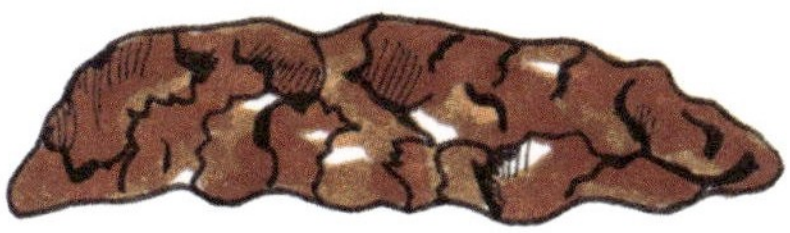

La ridée ! Elle accroche toujours un peu quand elle sort de l'anus. Réputée pour ses fissures, elle vous indique qu'il faut davantage boire !

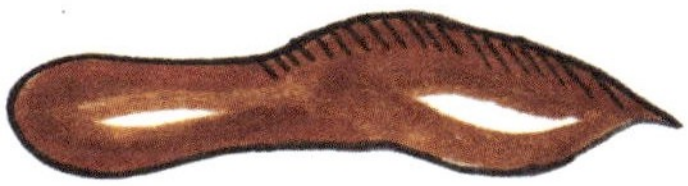

Le perfect. Rien à dire il est splendide ! Une arrivée en douceur en toute simplicité ! BRAVO !

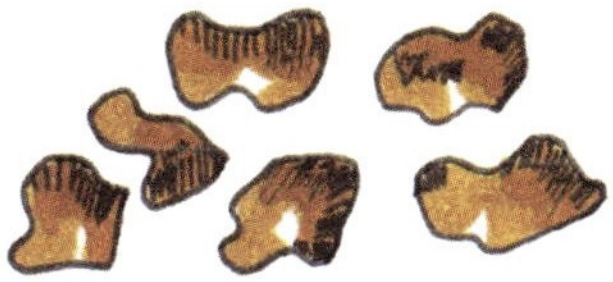

Les cotillons ! C'est la fête. Ils s'évacuent rapidement. Rien de bien méchant tant que vous allez à la selle plusieurs fois par jour.

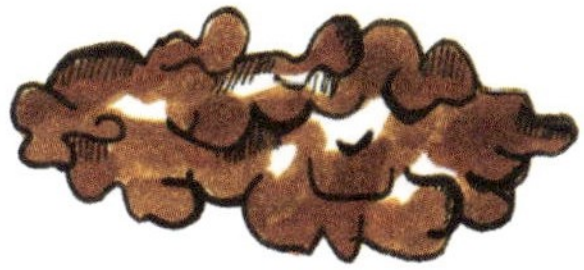

La mousseuse. Elle tend à constituer une matière pâteuse. La diarrhée n'est pas bien loin. Ça travaille là dedans !

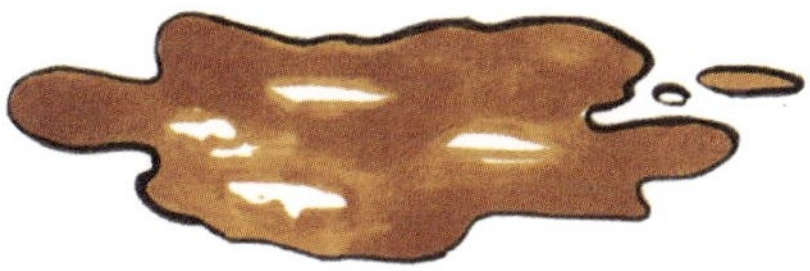

La diarrhée. La vilaine ! Liquide et impétueuse, elle s'accompagne parfois de douleurs abdominales. Quel soulagement quand elle « splashe » au fond de la cuvette ! Elle est souvent le signe d'un microbe qui traîne dans vos intestins. Pour éviter la déshydratation, buvez beaucoup d'eau.

Le diagramme caca : analyse de 8 jours de ponte

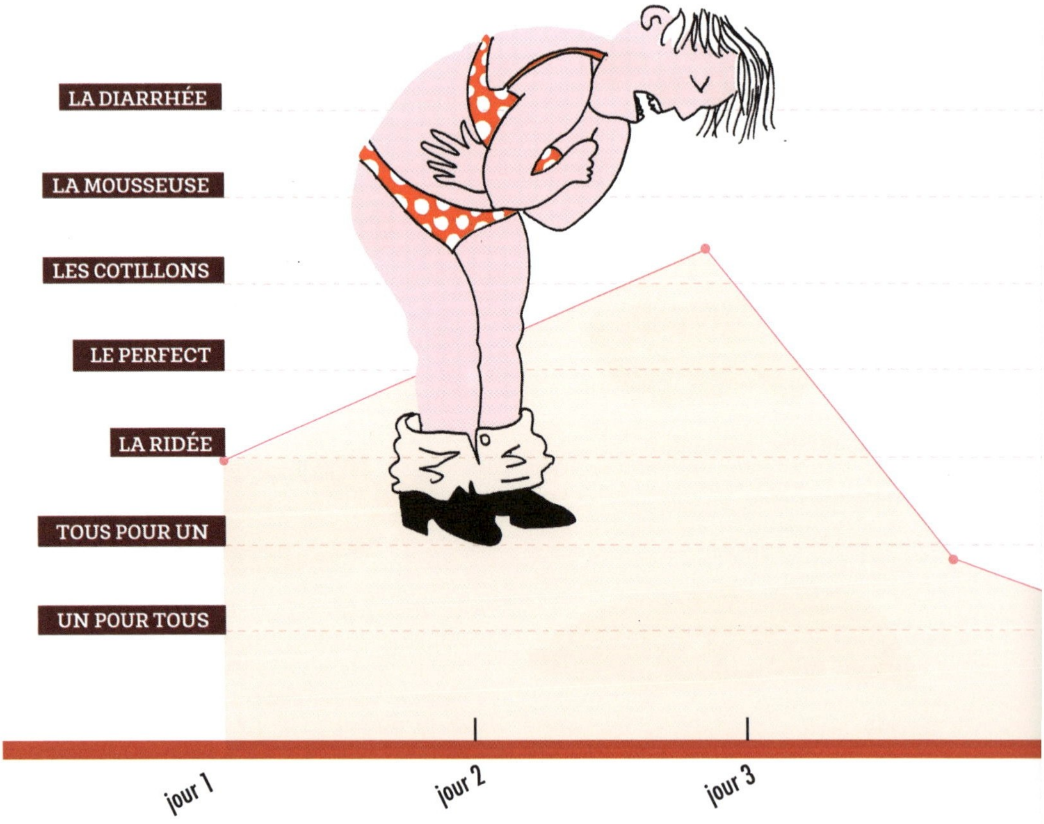

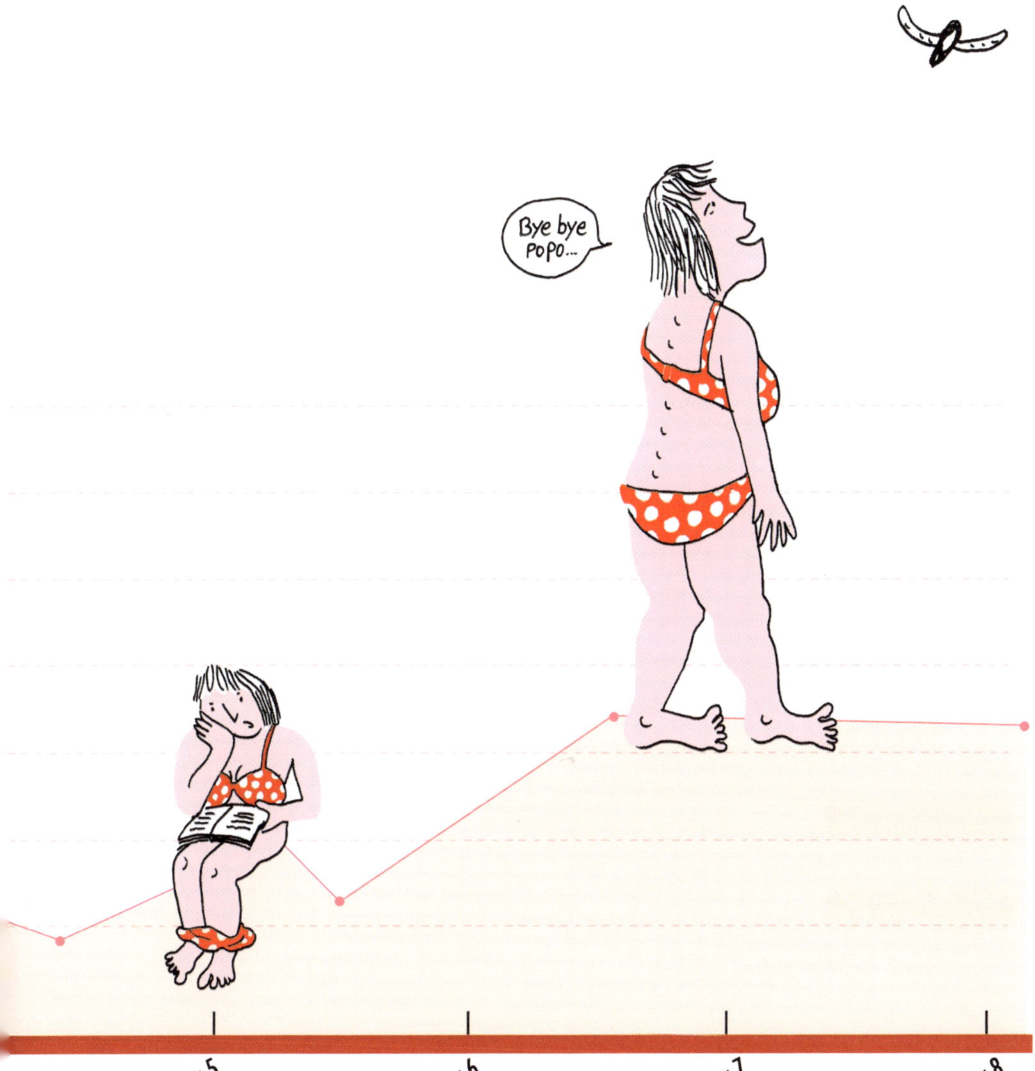
Bye bye popo...
jour 5
jour 6
jour 7
jour 8

C'est à votre tour de déféquer et de remplir votre diagramme caca

REMPLISSEZ VOTRE PROPRE DIAGRAMME ET DEVENEZ LE-LA ROI-REINE DU TRÔNE !

Stop, ne tirez pas trop vite la chasse d'eau, laissez vos matières fécales vous en apprendre plus sur le fonctionnement de votre intestin et de vos sphincters. Pendant 8 jours consécutifs, inscrivez sur le diagramme le résultat de votre première selle matinale, reliez les points entre eux et tirez-en la leçon.

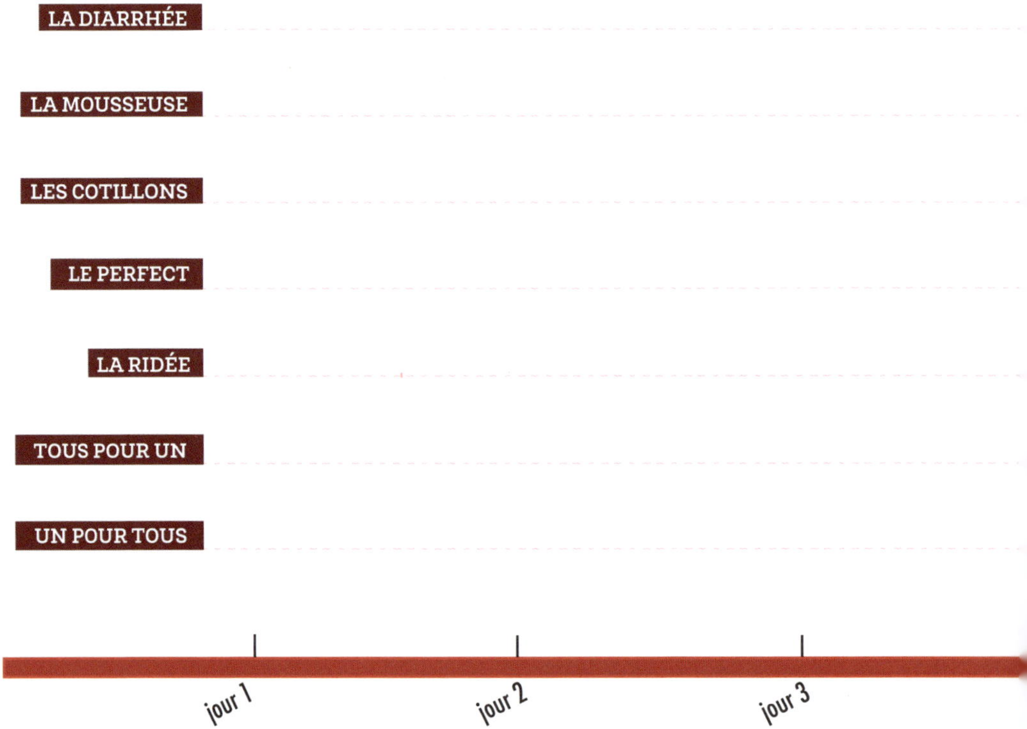

Un peu de culture fécale : « balancer son rondin », « couler un bronze », « poser une pêche », « démouler un cake », « poster une sentinelle », « avoir le cigare au bord des lèvres », « libérer le kraken », « avoir la taupe qui pousse au trou », « filer une corde de marine », « faire tourner la guillotine à boudin ».

jour 4 jour 5 jour 6 jour 7 jour 8

Enfance et périnée

LE PÉRINÉE, ÇA S'APPRIVOISE DÈS L'ENFANCE

Chez l'enfant l'incontinence qui dépend de la capacité à contrôler sa vessie et ses intestins arrive, en général, entre 2 et 5 ans donc jusque là pas de raisons de s'inquiéter en cas de fuite. Concernant les pipis au lit (énurésie nocturne), plus fréquents qu'on ne le pense, ils finissent toujours par disparaître. Leur origine n'est pas encore clairement trouvée (problème de maturité du système urinaire et du mécanisme de réveil, facteurs psychologiques, prédisposition génétique...) : dans tous les cas c'est incontrôlé et involontaire.

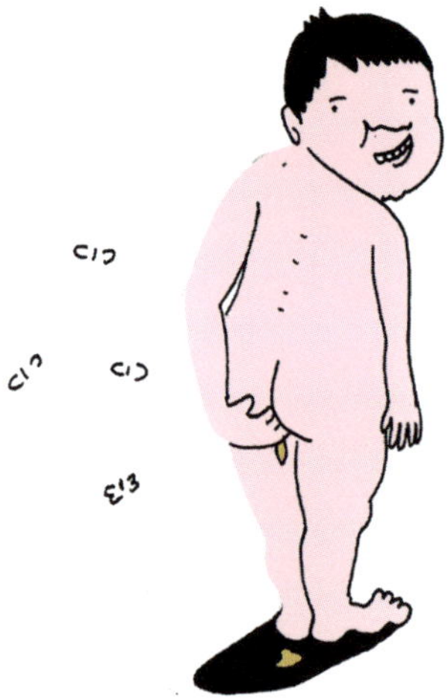

BIEN FAIRE PIPI ET BIEN FAIRE CACA, ÇA S'APPREND !

On ne laisse pas vraiment le temps à l'enfant de ressentir ses besoins et on ne lui apprend pas forcément non plus les bons réflexes : ne pas se retenir, prendre son temps, adopter la bonne position pour déféquer (accroupie), ne pas pousser avec le ventre, bien s'essuyer d'avant en arrière pour les filles... L'entrée en maternelle (mais surtout l'arrivée au CP) s'accompagne souvent de la découverte de la « peur des toilettes » (trop sales, trop bruyantes, pas d'intimité) et de l'obligation d'éliminer à heure fixe. Rapidement, l'enfant refuse d'uriner et de déféquer à l'école. Il se retient. Il faut lui reconnaître qu'il est bon à ce petit jeu. Il sait tenir longtemps, très longtemps, souvent toute la journée. Ce n'est pas bon pour le périnée qui, à force de se contracter, devient hypertonique, avec pour conséquence une constipation chronique, des douleurs abdominales, des défécations involontaires ou douloureuses, des fuites urinaires, et des infections urinaires en particulier chez les petites filles. Cerise sur le popo, les mauvaises habitudes acquises ainsi (se retenir, pousser en urinant, position inadéquate aux toilettes) perdureront à l'âge adulte. Un kinésithérapeute périnéologue aidera l'enfant à reprendre le contrôle de son périnée afin qu'il puisse relâcher les muscles de son plancher pelvien. Comment donner envie aux enfants d'aller aux toilettes dans les écoles ? Un chantier national à lancer !

RENCONTRE AVEC MADAME MAZABRAUD, KINÉSITHÉRAPEUTE FORMÉE EN RÉÉDUCATION « PIPI-CACA » EN PÉDIATRIE

« Parler chez les enfants de cette zone géographique dont l'exploration reste tout autant taboue que chez les adultes, sans risquer d'être étiqueté pervers peut être périlleux. C'est souvent lors d'une consultation pour un trouble de l'élimination des urines et/ou des selles, quelle qu'en soit l'origine, que commence la grande aventure vers cette région mystère. Lorsque je rencontre ces jeunes patients, de 5 à 18 ans, il est indispensable de leur montrer très simplement comment est fait leur corps (visite extérieure et intérieure s'il vous plaît) et d'expliquer succinctement son fonctionnement. Pas question de leur dérouler un cours, mais à cette occasion, je constate différentes réactions chez les parents. Ceux qui semblent soulagés de ne pas avoir à le faire (ben tiens !). Ceux qui, en apnée, blêmissent aux côtés de leur progéniture en se demandant si « je vais tout dire et tout montrer ». Et ceux qui semblent découvrir leur propre anatomie. Les enfants sont quant à eux souvent curieux et attentifs, mais proches du fou-rire ! Le chemin est parfois long, mais quoi qu'il en soit, la découverte et la compréhension sont des passages obligés pour que ces petits bouts et leur famille modifient leurs habitudes et adhèrent aux soins proposés. Après des années auprès d'eux, le constat est qu'apprendre simplement à bien faire pipi et caca suffit souvent en soi à résoudre la plupart des soucis et des situations. Le périnée n'est pas un long fleuve tranquille, et il est parfois nécessaire de ramer dur et longtemps pour se l'approprier. Mais n'oublions pas, les enfants d'aujourd'hui sont les adultes de demain. »

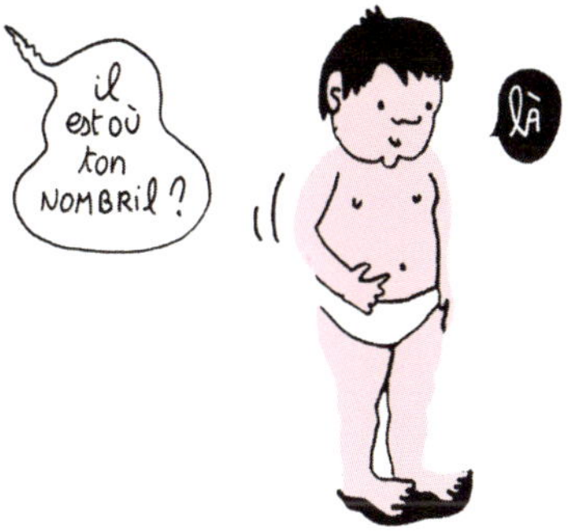

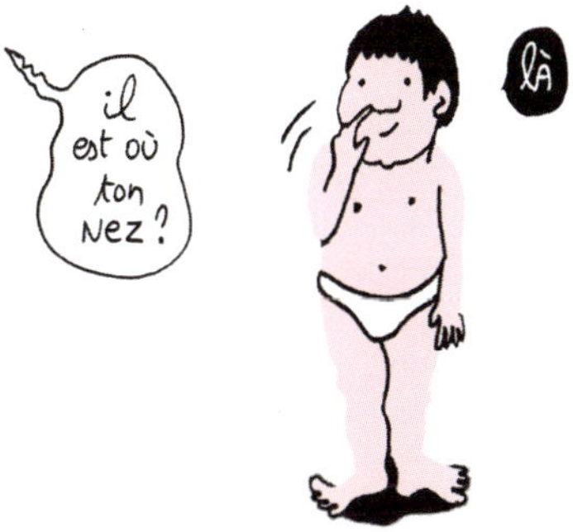

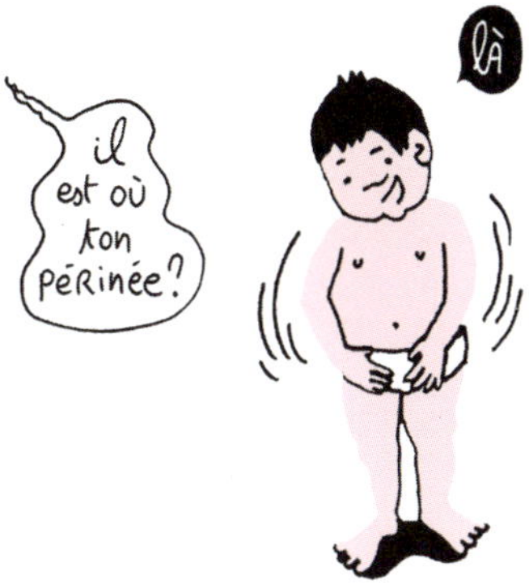

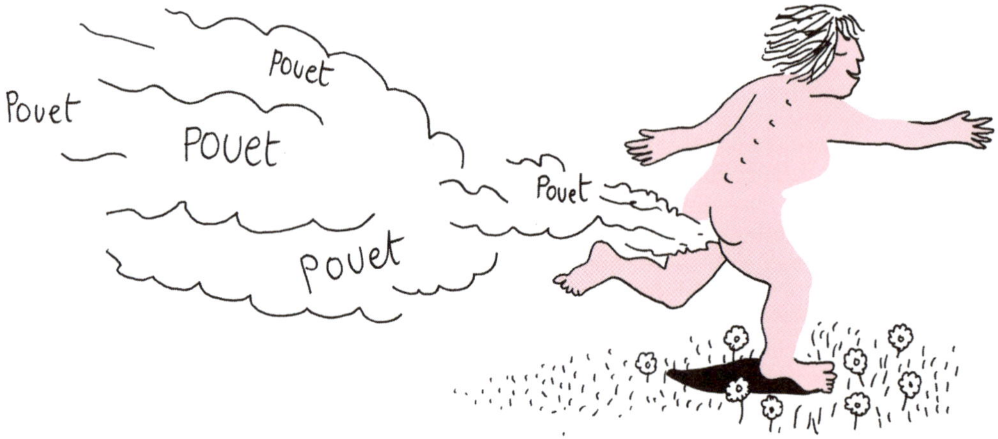
Pouet
Pouet
Pouet
Pouet
pouet

CHAPITRE 3

RELÂCHER LA PRESSION

Du sport !

OUI, MAIS PÉRINÉO-COMPATIBLE

Bon nombre de disciplines sportives sollicitent le périnée. Mal et/ou trop pratiquées, elles peuvent provoquer un affaiblissement du périnée et favoriser la survenue de flatulences vaginales, de fuites, voire une descente d'organes. Jeune et moins jeune, maman ou pas, sportive occasionnelle, régulière ou de haut niveau, toutes les femmes sont concernées. Parmi les sports à haut risque de fuites, on trouve en première ligne le trampoline (même aquatique), mais on peut aussi nommer la gymnastique, l'athlétisme, les sports à balle, l'équitation... En gros, principalement les sports dont la pratique provoque une hyperpression abdominale, donc généralement ceux avec des chocs (sauts, bonds...).

ASTUCE 1
ADAPTER SA PRATIQUE

Que les paresseuses ne se réjouissent pas trop vite, la solution n'est pas l'arrêt du sport, MAIS une prise en compte des spécificités de l'anatomie féminine dans sa pratique. Cela passe par un accompagnement de la contraction du périnée, une prise en compte de la posture et de la respiration, et des exercices de récupération déchargeant le périnée (demi-pont, chien tête en bas, etc.). Il existe aussi des sports respectueux du périnée (sport de glisse, natation, marche...). Certains entretiennent même une bonne tenue du plancher pelvien (yoga, pilates). Alors, pourquoi se priver ?

ASTUCE 2
PRATIQUER LES BONS ABDOS

Du côté des gentils, on trouve le gainage et le stomach vacuum. Ce dernier convient à tout le monde car c'est avant tout un exercice de respiration ventrale. Attention en revanche aux exercices qui se font par un rapprochement des épaules vers le bassin ou inversement, et qui font gonfler le ventre (type ciseaux, pédalage, crunchs). Ils exercent une forte pression sur le périnée, et si en plus ils sont réalisés en fin d'inspiration, alors là c'est la cata.

Fuites pendant l'effort, lourdeur au niveau pelvien, douleurs aux genoux et chevilles, peuvent être des signes de faiblesse de votre plancher pelvien, alors on en parle !

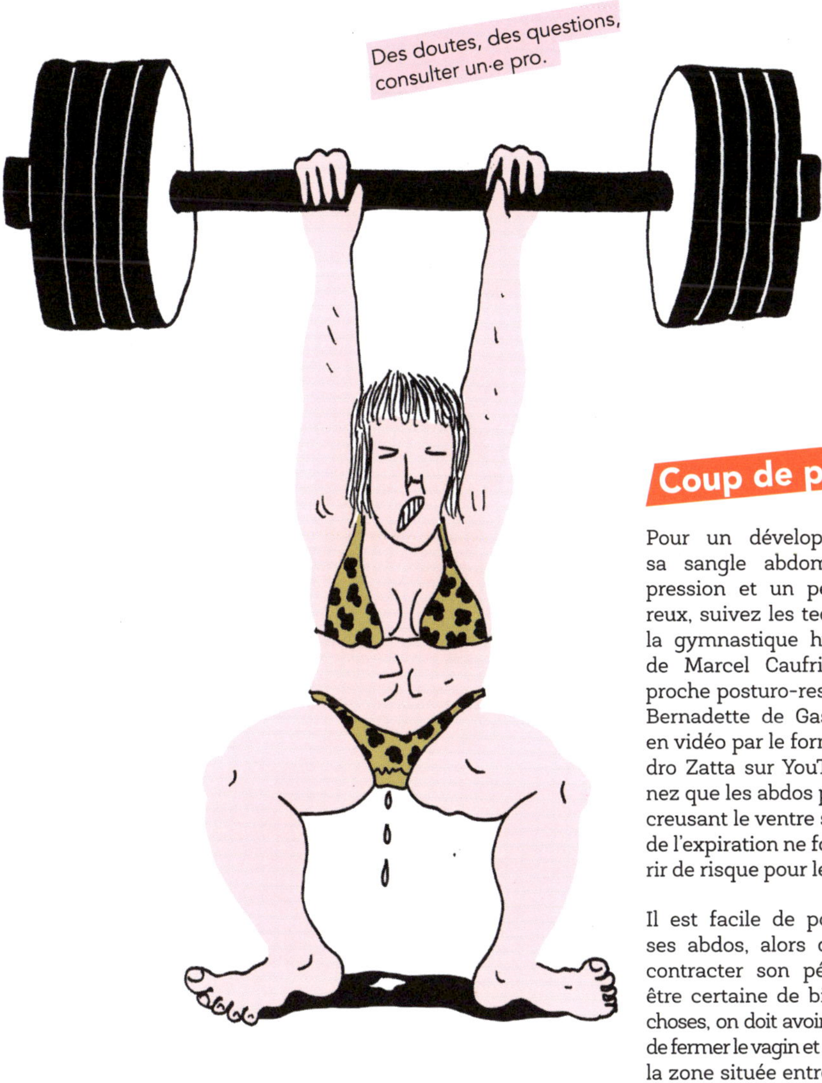

Coup de pouce !

Pour un développement de sa sangle abdominale sans pression et un périnée heureux, suivez les techniques de la gymnastique hypopressive de Marcel Caufriez et l'approche posturo-respiratoire de Bernadette de Gasquet (mise en vidéo par le formateur Sandro Zatta sur YouTube). Retenez que les abdos pratiqués en creusant le ventre sur le temps de l'expiration ne font pas courir de risque pour le périnée.

Il est facile de pousser avec ses abdos, alors qu'on pense contracter son périnée. Pour être certaine de bien faire les choses, on doit avoir la sensation de fermer le vagin et d'« aspirer » la zone située entre le vagin et le rectum, tout en veillant à ne pas contracter les fessiers.

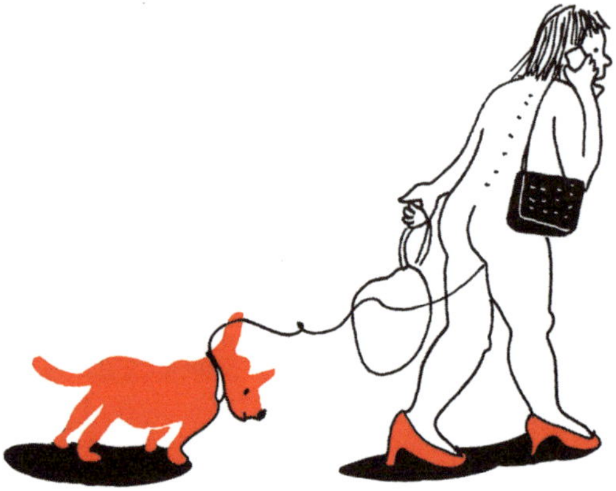

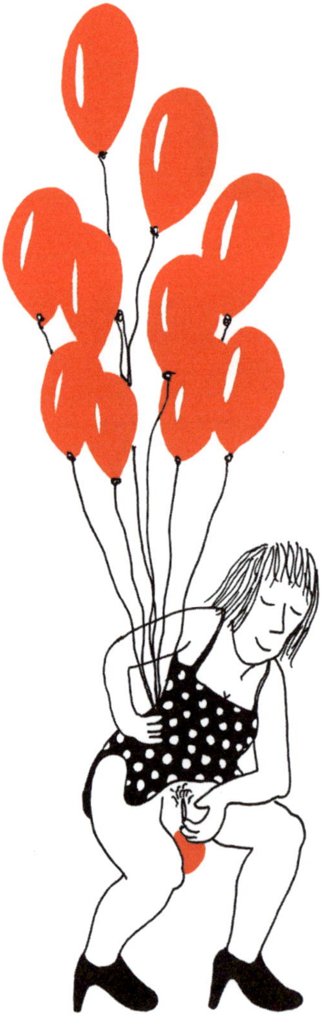

Avec le kung-fu vaginal, vous avez une troisième main !

Trop de packs de bières, un enfant dans chaque main, pas envie d'abîmer sa manucure ? L'américano-canadienne Kim Anami a trouvé la solution : le kung-fu vaginal. Ce « sport » consiste à muscler par des exercices de contraction du pelvis sa tonicité vaginale, et cela jusqu'à pouvoir porter à bout de vagin des objets. Lors de son Vagina On Tour, Kim Anami pose avec des haltères, des donuts, un ananas, tandis que la Russe Tatyana Koshevnikova soulève pas moins de 6 kilos. De quoi ranger son panier à roulettes !

FOCUS

Passeport, s'il vous plaît !

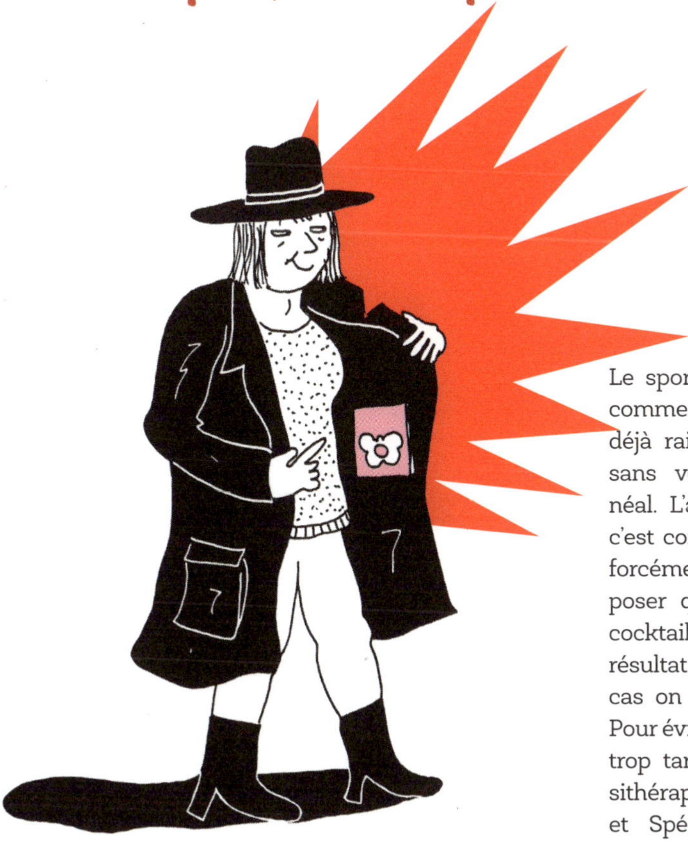

Le sport : que vous ayez hâte de commencer ou que vous en soyez déjà raide dingue, ne partez plus sans votre passeport pelvi-périnéal. L'affaiblissement du périnée, c'est comme la tourista, on n'a pas forcément l'impression de s'exposer quand on déguste un bon cocktail sous les cocotiers, mais résultat des courses, dans tous les cas on risque la culotte souillée ! Pour éviter de se poser les questions trop tard, Isabelle Reynaud, kinésithérapeute et fondatrice de Sport et Spécificités Féminines Association a créé le passeport pelvi-périnéal (payant, compter une vingtaine d'euros). Ciblé en fonction de tranches d'âge (15-25 ans, 25 à 45 ans, 45 ans et plus), il informe, conseille, recense les symptômes d'alerte et propose des solutions. S'entretenir passe aussi par un maintien en forme de son périnée !

Tiens-toi droit.e et respire !

Du nez au périnée, tout est lié !
Lorsqu'on inspire, les poumons se gonflent, le diaphragme, notre « pompe » respiratoire, se contracte et descend, comprimant les viscères qui repoussent alors vers l'avant les abdominaux. À l'expiration, le diaphragme se relâche et les abdominaux repoussent les viscères vers l'arrière et le haut. Le diaphragme remonte et comprime les poumons : l'air sort.

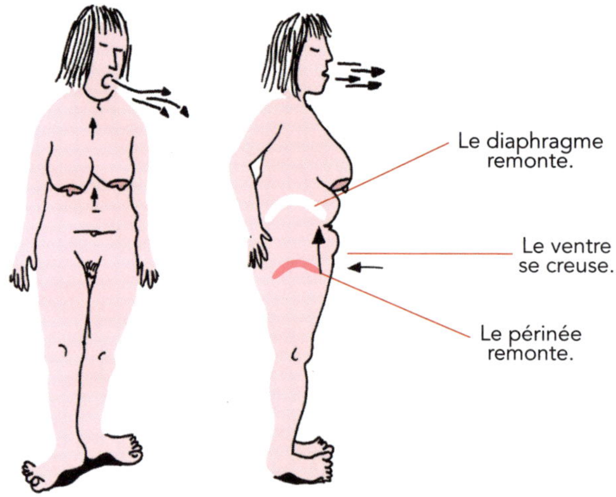

EXPIRATION PROFONDE = CHASSER L'AIR DES POUMONS

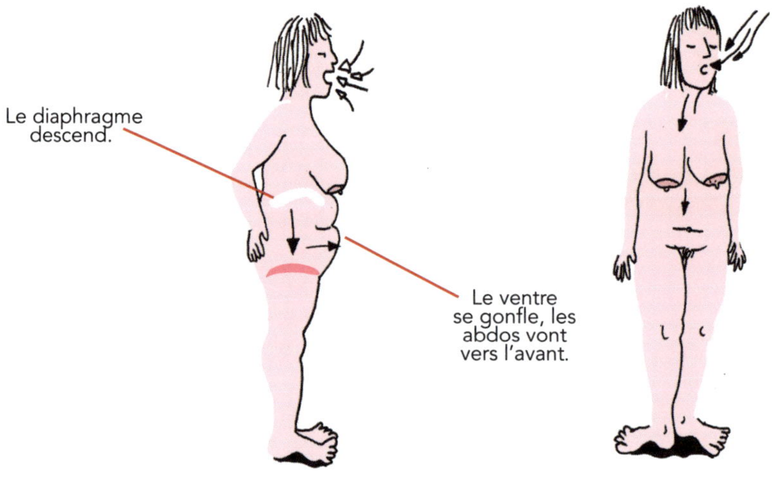

INSPIRATION PROFONDE = ATTIRER L'AIR DANS LES POUMONS

LA BONNE POSTURE PHYSIOLOGIQUE

En position voûtée, avachie, cambrée, la respiration se fait « à l'envers ». À l'expiration, le ventre se gonfle au lieu de se creuser, poussant le contenu abdominale vers l'avant et vers le bas. Le périnée va devoir retenir tout ce petit monde qui arrive d'un coup. À la longue, ces efforts répétés fragilisent les ligaments et les attaches des muscles périnéaux, pouvant provoquer le relâchement du sphincter urétral et la fuite urinaire (en plus de favoriser l'émergence d'un petit bidon).

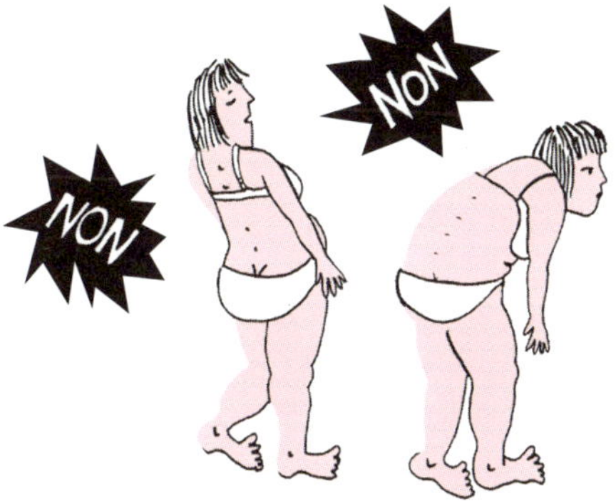

Muscler seulement le périnée sans correction posturale et conscience respiratoire risque de ne pas donner de résultats satisfaisants sur le long terme.

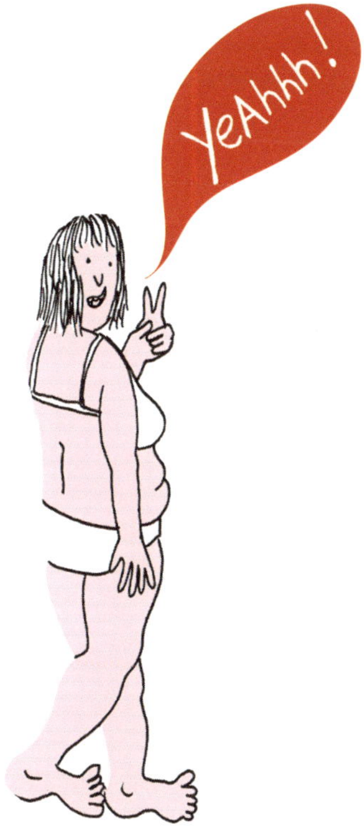

Pour respecter une respiration physiologique, il faut adopter une bonne posture : celle de l'auto-grandissement. En étirant la colonne vertébrale, elle permet une amplitude plus grande du diaphragme, engage le transverse et intègre le périnée à la respiration. Concrètement, le ventre se creuse à l'expiration et se gonfle à l'inspiration. Le périnée allégé travaille mieux, les risques de fuites sont limités, les douleurs lombaires soulagées, la digestion facilitée, la circulation veineuse aussi, les abdos tonifiés. Qui dit mieux ?

FOCUS

Le transverse, THE muscle ventre plat

C'est notre gaine naturelle, il entoure le ventre en maintenant nos organes à l'intérieur de l'abdomen. En adoptant une bonne posture (assise toute la journée le dos avachi et les jambes croisées, ce n'est pas bon du tout) et une bonne respiration, on laisse ce muscle jouer naturellement son rôle de corset. Peu à peu, le ventre devient plus plat et se raffermit, la métamorphose s'opère, l'abeille devient guêpe !

Les fausses inspirations thoraciques sont d'excellents moyens de muscler le transverse. L'exercice phare est le stomach vacuum. Le dos bien droit (debout, assise, allongée), bras étendus, expirez au maximum et le plus lentement possible comme si vous vouliez rapprocher le nombril de la colonne vertébrale en essayant de vous grandir au maximum. Tenez la contraction quelques secondes. Exercice de respiration ventrale avant tout, il convient à tout le monde. Une fois la bonne sensation perçue et enregistrée, et l'importance d'une bonne statique globale intégrée, il est facile d'intégrer à son quotidien des réflexes posturaux et respiratoires plus physiologiques qui tonifieront les abdos sans en avoir l'air.

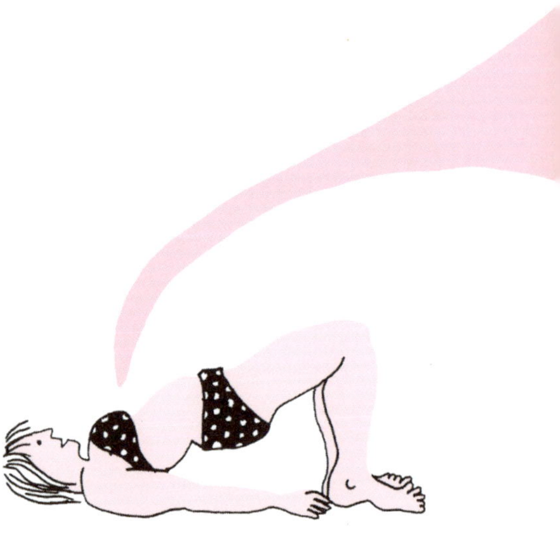

Les muscles de l'abdomen

C'est du béton !

Bien renforcés, ils aident à une bonne posture et préviennent les douleurs dorsales

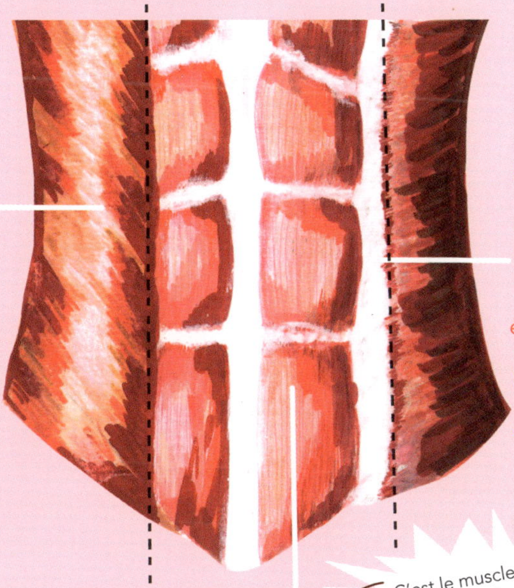

LE MUSCLE TRANVERSE

Le transverse est le muscle le plus profond de tous les abdominaux. Il se situe sous les obliques et le grand droit. Les fibres musculaires du transverse sont à l'horizontale. Il assure une fonction permanente de maintien des viscères, tout en participant à l'expiration lors de la respiration.

LE MUSCLE OBLIQUE EXTERNE

C'est un muscle superficiel latéral de l'abdomen. Les fibres obliques de ce muscle permettent une inclinaison latérale du tronc lors de leurs contractions. L'oblique externe a également une action de rotation du tronc (lorsque le bassin est fixe) et de rotation du bassin (lorsque le tronc est fixe).

C'est LE SUPER MUSCLE. Il résiste au poids des viscères et, bien musclé, il permet d'avoir un ventre plat

C'est le muscle de la tablette de chocolat !

LE MUSCLE GRAND DROIT

Situé devant en direction verticale, il s'accroche en haut sur le sternum et en bas sur le pubis : c'est le plus superficiel des muscles abdominaux. Il possède des intersections tendineuses horizontales qui rappellent une tablette de chocolat et permettent de fléchir le tronc.

PARTIE 4

SEXE & PÉRINÉE

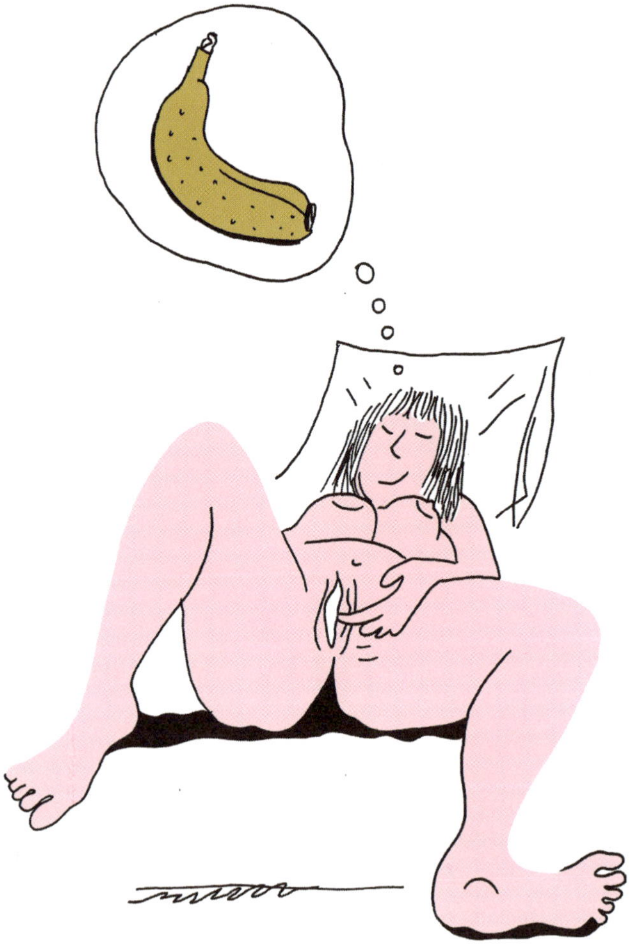

CHAPITRE 1

BIEN SE PÉRINAÎTRE POUR MIEUX FAIRE DU SEXE

À périnée tonique plus de plaisir !

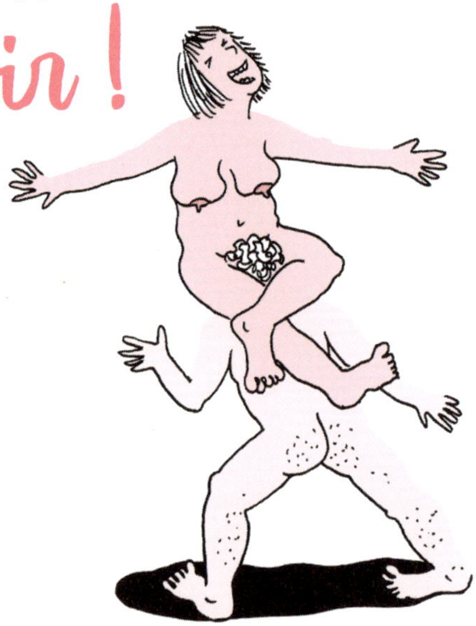

Des orgasmes plus intenses, ça vous intéresse ? Laissez tomber piments, gingembre et autres recettes érotiques, il y a mieux et plus efficace : « la muscu du périnée » ! En effet, un périnée plus ferme multiplie les sensations, et donc le plaisir. Tout est dans la relation entre contraction et relaxation. Chez la femme, la mobilisation des muscles périnéaux entraîne une meilleure lubrification de la vulve et du vagin, augmente la taille du clitoris le rendant plus sensible, et réduit la cavité vaginale offrant des sensations plus intenses aux deux partenaires. Mais l'orgasme ne surviendra que si le périnée est détendu. L'orgasme, grâce aux contractions musculaires involontaires qu'il procure, tonifie le périnée. C'est ce qu'on appelle un cercle vertueux ! A contrario, un périnée trop relâché aura du mal à se contracter lors de la pénétration. Les racines du clitoris ne seront pas en contact avec les parois du vagin, d'où des sensations diminuées, voire absentes. Chez l'homme, un périnée musclé agira sur l'érection et la maîtrise de l'éjaculation. Travailler les muscles de son périnée et surtout apprendre à les contrôler est accessible à tous·tes, la question étant fonctionnelle et non anatomique !

La socio-anthropologue anglaise Sheila Kizinger propose quelques exercices très ciblés dans son ouvrage *L'Expérience sexuelle des femmes* (1983). Bien sûr, cela demande un peu de persévérance, d'assiduité et de curiosité, mais il serait tellement dommage de passer à côté d'une sexualité autrement plus intense.

Les boules de geisha

TU TIRES OU TU POINTES ?

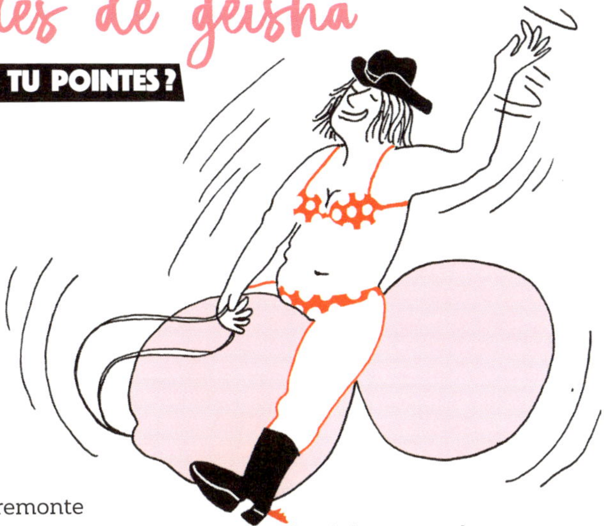

Leur histoire est ancienne, elle remonte aux reines et aux concubines chinoises, et aux courtisanes japonaises. Ces expertes du plaisir inséraient dans leur vagin une pierre polie de jade, connue pour ses vertus apaisantes. En exerçant ainsi leurs muscles périnéens, les Geishas développaient leur sensibilité intime et contrôlaient à volonté leur sexualité et le plaisir de leurs amants. Par la suite, cette pierre sera percée pour y faire passer un fil et ainsi pouvoir la retirer plus aisément. Et voilà, l'ancêtre du tampon est né ! Modernité oblige, une boule, deux boules ou trois, ronde ou en forme de cône, rose, noire ou bleue, en métal, en verre ou en silicone, il y en a pour tous les goûts vaginaux aujourd'hui. On en trouve même en cristal pour des prédictions orgasmiques en direct du fond de la grotte ! Il vaut mieux les choisir adaptées aux dimensions de votre vagin et à la force de votre périnée pour qu'elles soient bénéfiques et ne campent pas au fond de votre culotte. Une fois délicieusement installées, l'entrechoc des boules et les contractions des muscles périnéaux pour les retenir tonifieront le périnée et favoriseront la vascularisation des muscles vaginaux. L'augmentation de la lubrification est quasi immédiate ! Marcher, se pencher, chaque mouvement réveille en vous la joueuse de boules. Frissons garantis, mais attention, mais attention : boules gardées trop longtemps, périnée hypertonique au tournant. En effet, utiliser les boules de geisha renforce la tonicité du périnée, mais limite l'amplitude de la contraction. Dès lors, les garder trop longtemps et les serrer sans pause risque de surmener votre périnée et de lui enlever de sa souplesse. Comme en toutes choses, de la modération ! Même si cela peut être tentant, ne pensez même pas à leur ouvrir la porte de derrière, elles pourraient y rester coincées.

Gardez le sourire aux lèvres

ARRÊTEZ DE CULPABILISER DE L'ENTREJAMBE !

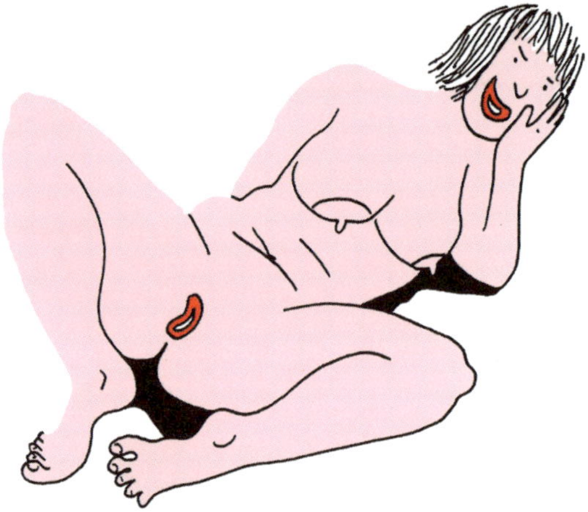

Des actrices porno à Barbie en passant par les photos de mode retouchées, en moins d'une vingtaine d'années le sexe féminin est devenu une espèce en voie de disparition. Avant c'était un triangle voluptueux aux poils sauvages, aujourd'hui ce n'est plus qu'une fente sans relief, rose et aseptisée, un sexe de petite fille en somme, où rien ne pendouille. Si ça continue comme ça, on lui demandera bientôt d'être un trou sur une surface lisse, un anus bis. Cela pourrait prêter à rire si cela restait dans l'ordre du fantasme. Malheureusement, on observe un boom des nymphoplasties et des labioplasties. Ces opérations de réduction des petites ou des grandes lèvres par amputation ont vu leur nombre augmenter rapidement. D'après la Société internationale de chirurgie esthétique plastique, 3 905 Françaises y ont eu recours en 2016, proportionnellement plus que les Brésiliennes et les Américaines (magazine *Qqf* n° 9 de juillet 2018) ! Les grandes et petites lèvres protègent le vagin, le clitoris et l'urètre et contribuent au plaisir sexuel. Une femme adulte ne peut pas avoir les organes génitaux d'une pré-pubère. Pour choisir de se faire découper la chatte au bistouri, il vaut mieux avoir de bonnes raisons (souffrance, gêne conséquente). Les amputer risque de provoquer des douleurs chroniques, des infections et des cicatrices, plutôt qu'une amélioration de la satisfaction sexuelle et de l'estime de soi.

La vulve n'est jamais plus belle que quand elle est vivante, alors laissons-lui sa chair et ses poils. À trop couper, on risque de plus rien avoir à se mettre sous la main... ou sous la dent ! Soyons fières, de ce qui en sort, de ce qui y entre, de son goût, de son odeur, de son aspect.

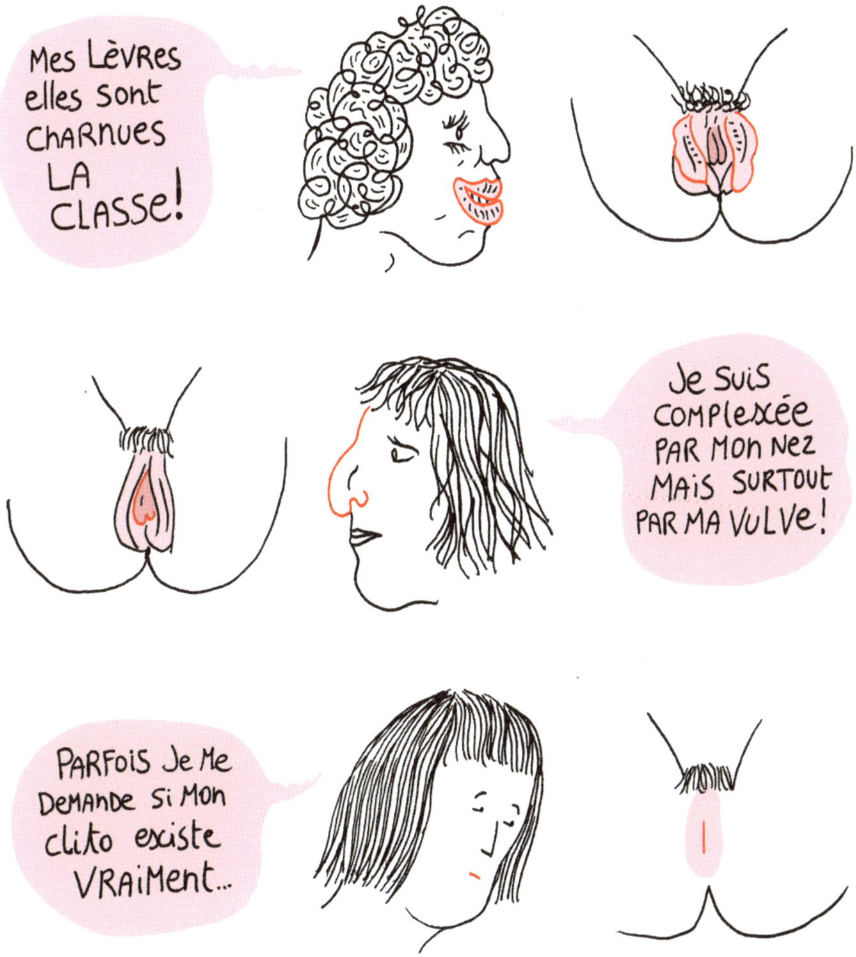
Mes Lèvres elles sont charnues LA CLASSE!
Je suis complexée par mon nez mais surtout par ma vulve!
Parfois je me demande si mon clito exciste vraiment...

HEY ! HEY !

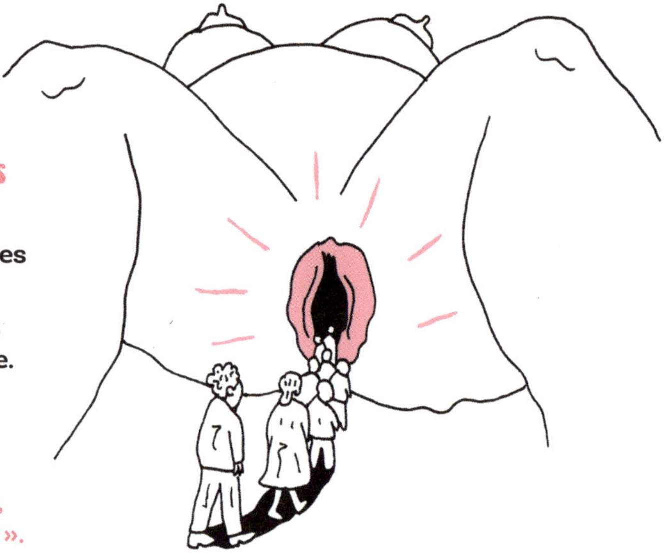

Attention, chattes hors normes !

Focus sur trois initiatives pour changer le regard sur la vulve et rendre sa diversité plus accessible.

Le Large Labia Project, « projet grosses lèvres ».

Emma publie sur son website (emmaclit.com) des photos de vulves envoyées par des internautes du monde entier afin de montrer, loin des clichés du porno, à quoi ressemblent les « vraies » femmes et mieux informer sur la grande variété de formes et de tailles existantes. Pour celles ou ceux qui préfèrent les dessins, il y a le compte Instagram The Vulva Gallery qui présente des images de vulves dessinées à partir de photos envoyées par des internautes.

Le collectif Vagina Guerilla.

Pour mettre fin à un tabou et combler l'écart énorme entre la popularité de la bite et celle de la vulve, ce collectif parisien vous invite à arborer fièrement une vulve logotypée sur vos boucles d'oreilles, sacs, badges ou stickers. Parce qu'au XXIe siècle, on ne peut pas continuer à ne voir que du phallique sur les murs ou les dessins d'écoliers.

Les ateliers do-it-yourself.

Betty Dodson, « la papesse américaine de la masturbation », organise depuis plus de 30 ans des ateliers lors desquels les femmes dévoilent la morphologie de leurs organes génitaux et se masturbent. Son livre *Sex for one* (1974) montrait déjà des dessins variés de vulves.

Il n'existe pas de modèle standard de vulve, toutes les formes et couleurs existent, l'important c'est le plaisir qu'on en tire. Pour l'aimer et apprécier qu'elle soit dégustée, le premier pas c'est d'apprendre à la connaître !

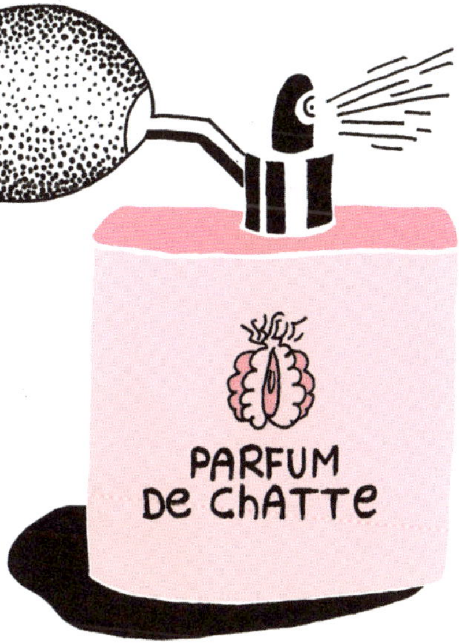

Danger sur la moule !

Le progrès ne connaît pas de limites : après l'homme sur la lune, le vagin arc-en-ciel ! En 2019, on peut MOUILLER DES PAILLETTES SUCRÉES !!! Waouu, un petit pas vers le disco, mais surtout un grand pas vers les infections. Le vagin possède un équilibre naturel : y insérer ces capsules c'est modifier son pH naturel et s'exposer à une infection de la vulve (et là, pour le coup, il y a des chances qu'elle ne sente pas bon). Comme quoi, pour faire du pognon y a pas d'idée à la con. Non, les femmes ne sont pas des fées Clochette, le vagin n'est pas sale, il est même autonettoyant (et cela on ne peut pas le dire de tout), un vagin en bonne santé a un doux parfum musqué. Ce que nos partenaires demandent, c'est surtout de leur laisser la chance de mieux le connaître ! « LÂCHEZ-NOUS LA VULVE ET LÉCHEZ-NOUS TRANQUILLE ! »

Opération de nymphoplastie

Ablation partielle des petites lèvres

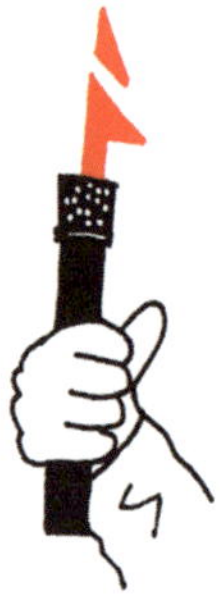

UN SCALPEL

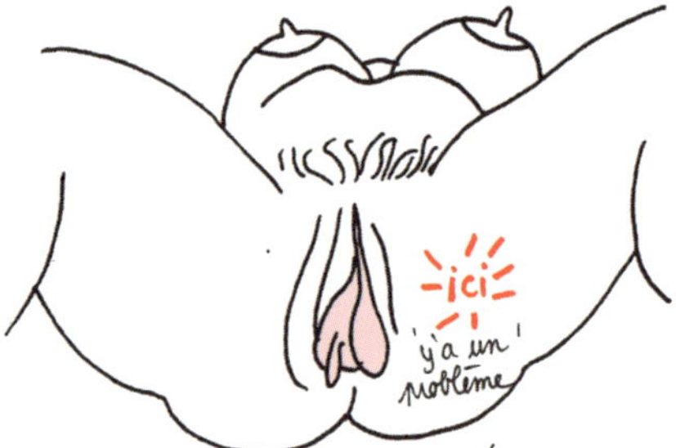

UNE VULVE JUGÉE **ANORMALE**

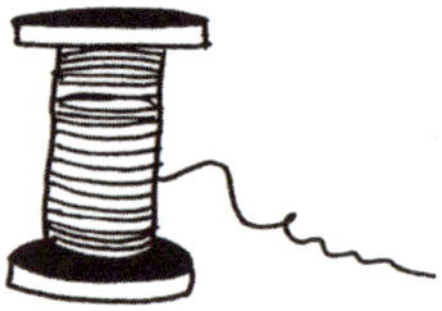

DU FIL RÉSORBABLE

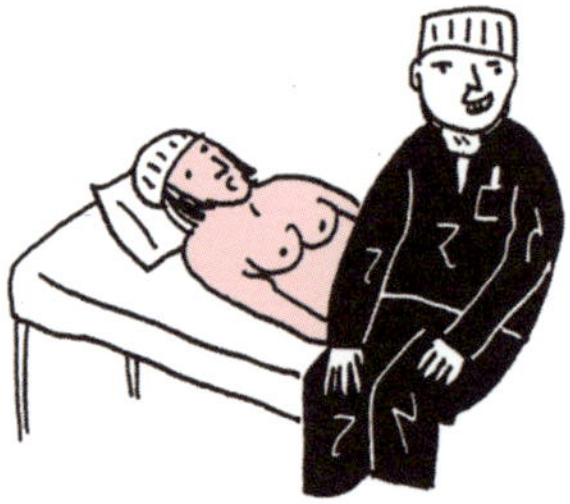

UN CHIRURGIEN PLASTICIEN **ÉMÉRITE**
(il s'agit tout de même d'une <u>vulve</u> !)

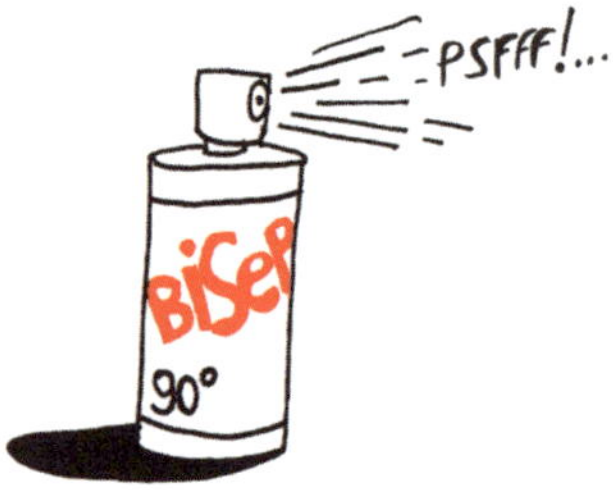

UN ANESTHÉSIANT

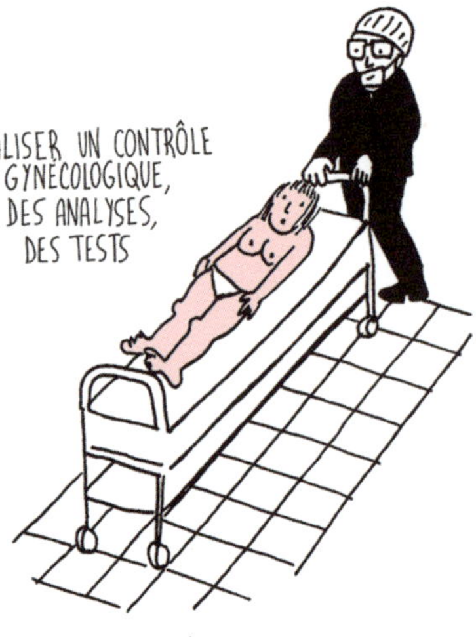

RÉALISER UN CONTRÔLE GYNÉCOLOGIQUE, DES ANALYSES, DES TESTS

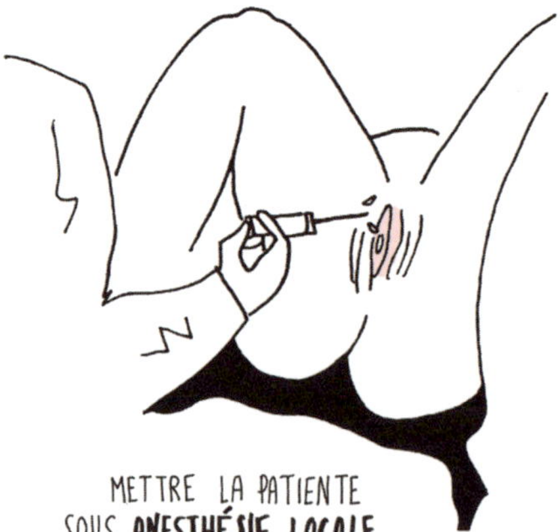

METTRE LA PATIENTE SOUS **ANESTHÉSIE LOCALE**

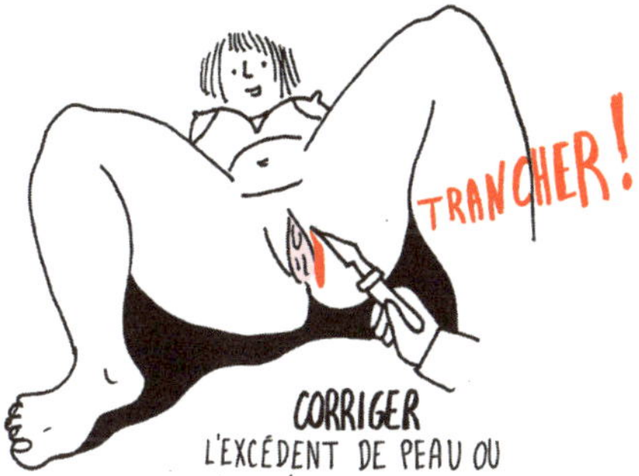

CORRIGER
L'EXCÉDENT DE PEAU OU L'ASYMÉTRIE DES PETITES LÈVRES

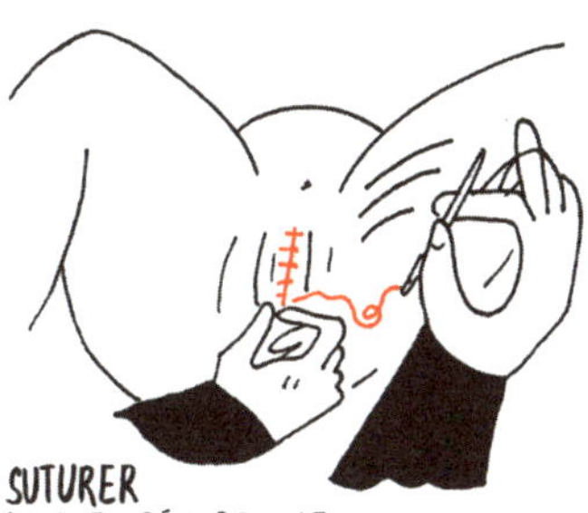

SUTURER
AVEC UN FIL RÉSORBABLE

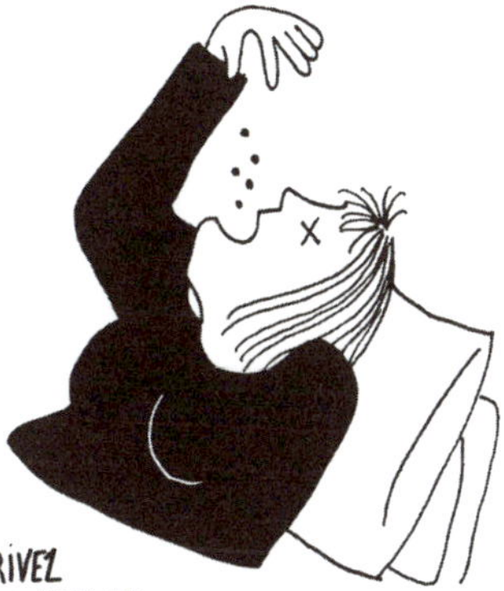

PRESCRIVEZ
DES ANTALGIQUES ET DES **ANTI-INFLAMMATOIRES**

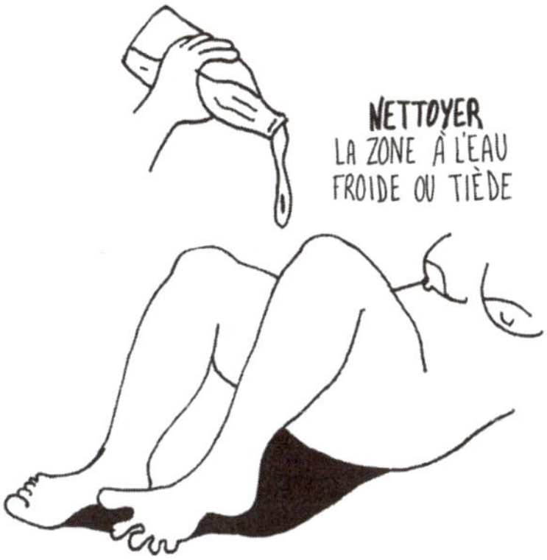

NETTOYER
LA ZONE À L'EAU FROIDE OU TIÈDE

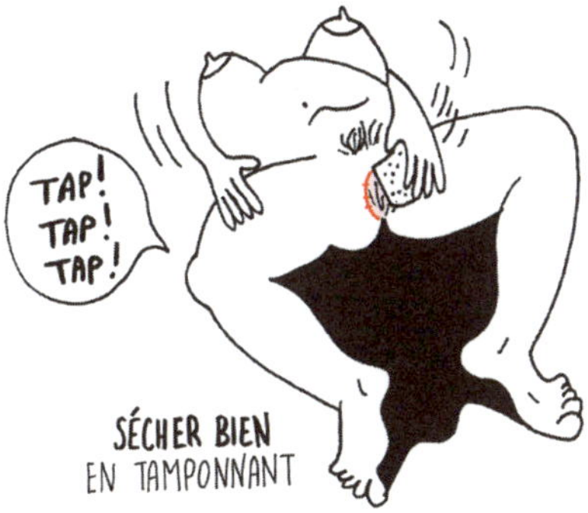

SÉCHER BIEN
EN TAMPONNANT

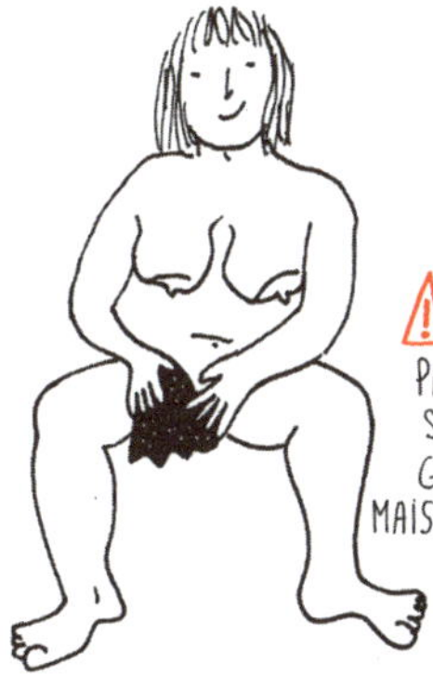

⚠ SURTOUT PAS DE GLACE SI DOULEURS ET GONFLEMENTS, MAIS DU **FROID SEC**

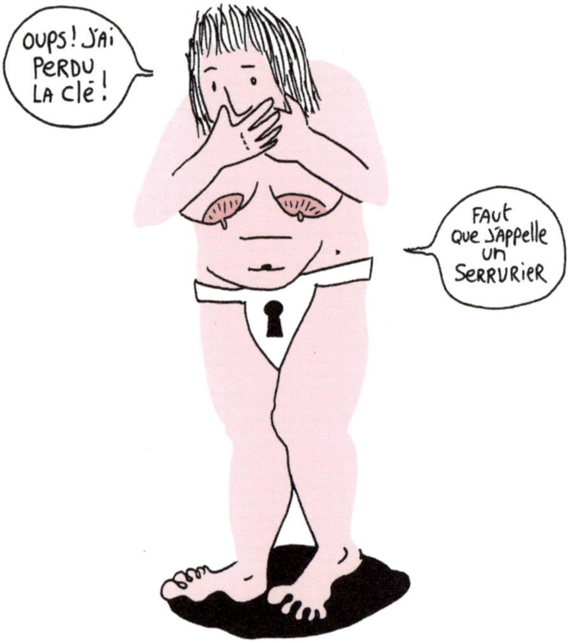
OUPS ! J'AI PERDU LA CLÉ !
FAUT QUE J'APPELLE UN SERRURIER

CHAPITRE 2

CLITORIS JE TE KISSE

Libérez votre potentiel orgasmique !

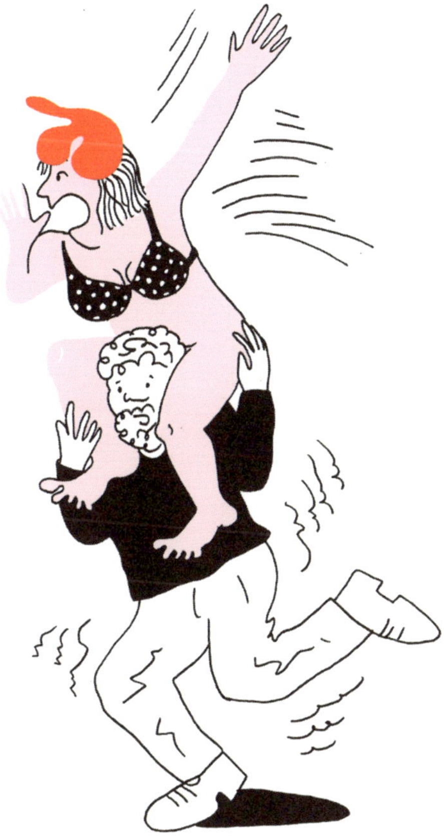

JUSQU'À 11 CM DE BONHEUR AU REPOS !

Pour beaucoup encore, l'homme et sa baguette patriarcale restent les acteurs principaux dans l'acte sexuel. L'école continue d'apprendre aux jeunes filles la sexualité reproductive en faisant reposer sur elles seules la responsabilité et la gestion des risques de grossesse, et sans même leur donner une représentation correcte de leur sexe. Alors pour ce qui est de leur expliquer d'où vient le plaisir féminin… on est encore mal barré. Preuve en est avec le clitoris, situé au niveau du plan superficiel du périnée. Malgré une pléthore de surnoms bucolico-alimentaires (bouton magique, asticot, framboise, flageolet, alouette, starter… liste non exhaustive), il reste un grand inconnu. D'après le rapport de 2017 du Haut Conseil à l'égalité entre les femmes et les hommes, près d'un quart des jeunes filles de 15 ans ne savent pas qu'elles ont un clitoris et 83 % ignorent à quoi il sert. À l'inverse, la sodomie, elle, est largement banalisée. Il n'est jamais trop tard pour apprendre à se taquiner l'entrejambe, parce que si on n'a pas de couilles, nous on a du clito !

À quoi ça ressemble ?

Dessinez-moi une verge : facile, vous répondrez. Dessinez-moi une vulve, c'est une autre affaire. Alors un clitoris, n'en parlons pas !

Ce grand machin fait partie de l'appareil clitoro-urétro-vaginal, la vulve quoi. Il est composé de quatre parties : le gland (0,5 cm) situé dans le repli des lèvres et sur les hauteurs de la vulve. C'est avec le capuchon (ou prépuce) le seul élément visible. Mais il n'est en fait que la tête de tout un organe érectile! Le reste est interne, et forme un Y inversé autour du vagin et de la vessie. Le clitoris se prolonge à l'intérieur par ce qu'on appelle le corps (ou la tige, 3 à 4 cm), qui se termine par une arche de deux longs piliers d'environ 6 cm posés des deux côtés de l'os pubien. Ce sont les corps caverneux, c'est leur contraction qui augmente l'érection du clitoris. Une seconde arche, qu'on appelle les bulbes vestibulaires (3 à 4 cm), encercle l'entrée du vagin. Plus que complexe, c'est une usine à orgasmes massifs !

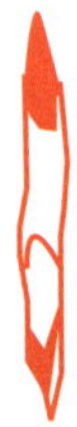

Une Bl...

Une VULVE...

Saurez-vous finir de dessiner ces deux organes sexuels ?

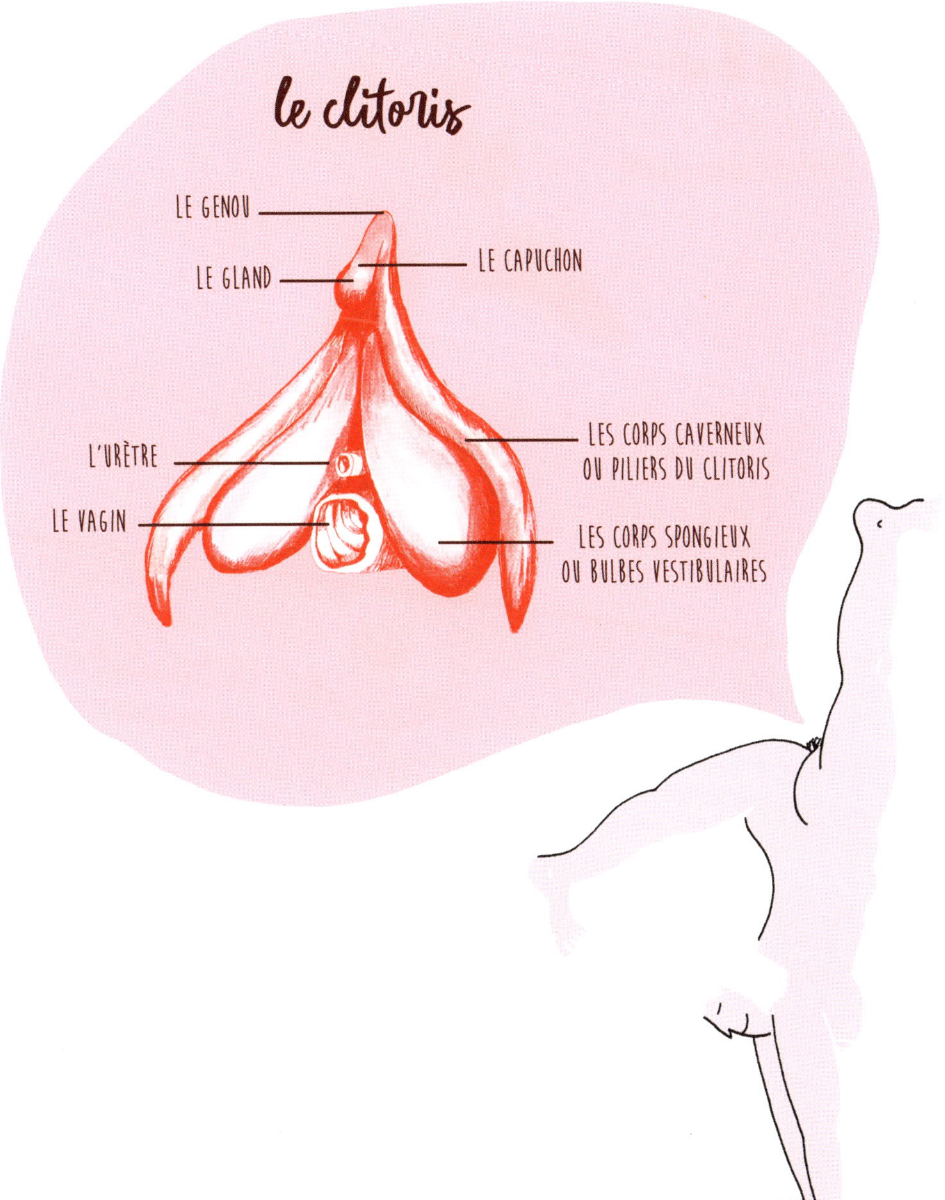
le clitoris
LE GENOU
LE CAPUCHON
LE GLAND
LES CORPS CAVERNEUX OU PILIERS DU CLITORIS
L'URÈTRE
LE VAGIN
LES CORPS SPONGIEUX OU BULBES VESTIBULAIRES

FOCUS
Un clitoris tridimensionnel

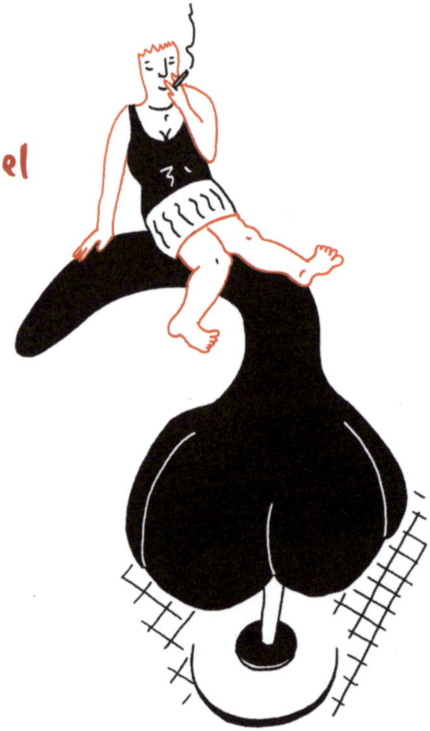

Grâce à Odile Fillod, chercheuse française indépendante, le clitoris a fait sa rentrée des classes en 2017. Son clitoris en 3D est en taille réelle. Disponible en accès libre sur son site et imprimable, il se veut un outil pédagogique, une arme pour la réappropriation de son corps. Aujourd'hui encore, lorsque la sexualité est abordée à l'école, c'est essentiellement sous un aspect négatif et préventif (agressions sexuelles, maladies sexuellement transmissibles, grossesses non désirées, préservatifs...). Le sexe féminin est tronqué et limité à sa fonction reproductive. La sexualité comme un plaisir partagé passe par une connaissance de nos organes, de leur apparence, de leur fonction et ce qu'ils nous permettent de ressentir.

Culture Clito

On entend souvent que le clitoris serait un pénis en miniature. D'une manière générale, quand il s'agit de comparaison, la norme c'est l'homme, du coup les différences féminines sont forcément analysées comme des manques, des erreurs. Ce mode de pensée qui consiste à envisager le monde du point de vue des hommes s'appelle l'androcentrisme, il est loin d'être facile à déjouer tellement il est ancré dans nos cervelles. Le clitoris donc, un « mini zizi » qui s'ignore ?

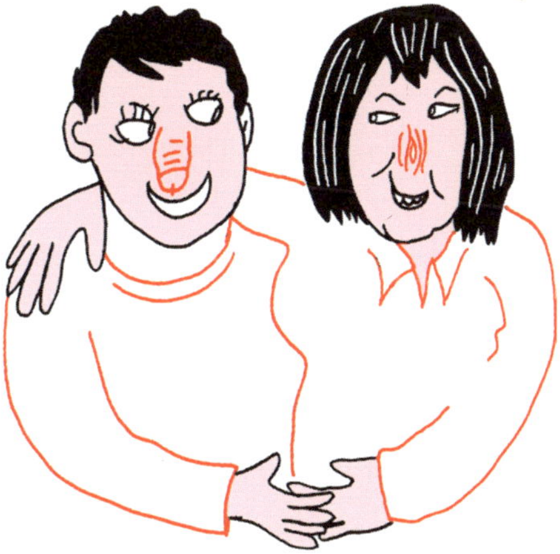

Les deux ont la même architecture : un gland, des corps caverneux ; les bulbes vestibulaires du clitoris correspondent aux corps spongieux du pénis. Certes, l'architecture du pénis est en majorité externe tandis que pour le clitoris elle est interne (avec d'ailleurs quelques centimètres de plus pour ce dernier), mais tout cela se ressemble beaucoup, des vrais cousins ! Ont-ils les mêmes réactions ? Maniés avec délicatesse et bien stimulés, les deux organes se contractent, se gorgent de sang, se gonflent, changent de couleur, se lubrifient. Bref, les femmes comme les hommes bandent, mouillent et jouissent. Jusque-là on pourrait penser que le pénis serait un clitoris externe. Mais qu'en est-il en terme de plaisir ? C'est là que le bât blesse… La grosse différence entre pénis et clitoris, c'est le nombre de connexions nerveuses. Le clitoris en plus d'avoir un gland ultra « réactif », a ses racines qui entourent le vagin, tandis que le phallus habitué à toujours être dehors, n'est connecté que par sa base aux testicules et à la prostate. Finalement, le phallus face au clito, en terme de capacité de jouissance, c'est comme comparer le Minitel à Internet.

Le Point G :

J'APPUIE SUR LE STARTER ET VOICI QUE JE QUITTE LA TERRE

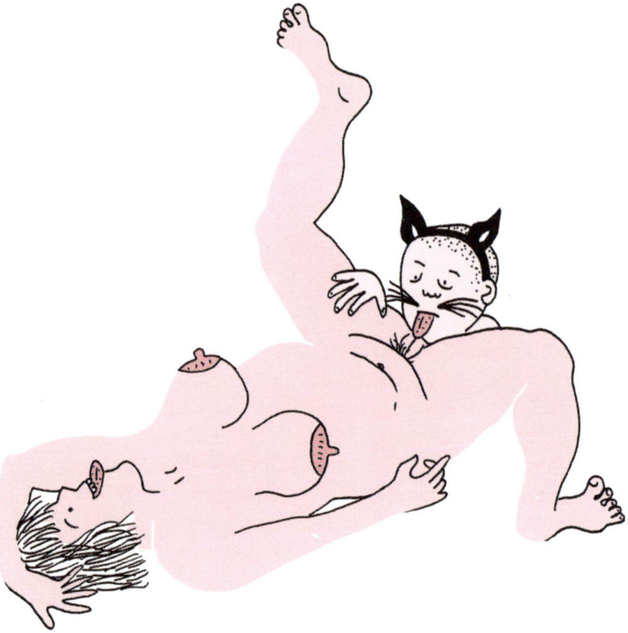

« G » comme Gräfenberg, le gynécologue allemand qui a proclamé en 1950 l'existence de ce point. De la taille d'une pièce de monnaie, il serait situé à une distance d'environ cinq centimètres de l'entrée du vagin. Il suffirait de le stimuler pour procurer, à coup sûr, du plaisir à une femme. Le problème est que soixante-dix ans plus tard, l'existence de ce point est toujours sujette à discorde. Cela ne serait pas plutôt G comme saint Graal ? Difficile de trancher : il semblerait que Gräfenberg ait bien identifié une zone de sensibilité plus dense. Pour la gynécologue Odile Buisson et l'urologue Pierre Foldès, il s'agit d'une zone de contact entre le clitoris interne et la zone vaginale : là serait le fameux « point G ». Après tout, l'important n'est peut être pas la destination, mais le chemin qui nous y mène : alors tripotons-nous !

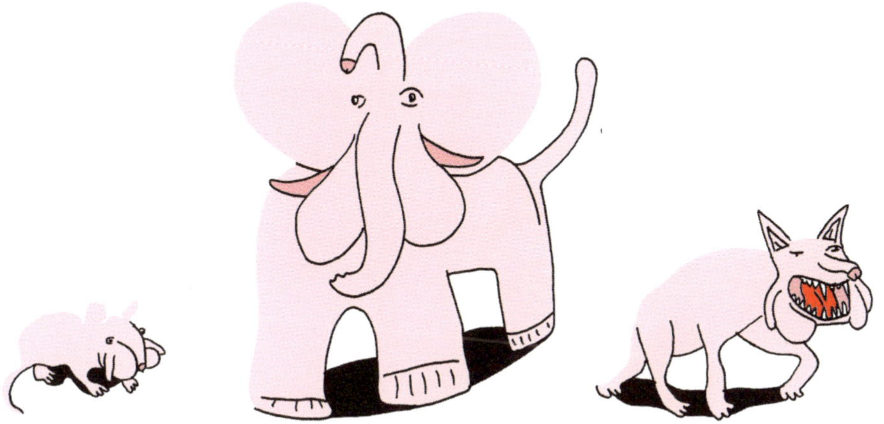

Nos amies les bêtes

Tous les mammifères femelles ont un clitoris, de la souris à l'éléphante en passant par la hyène et son clitoris géant. Il est proche de l'orifice vaginal et, de fait, automatiquement sollicité par le pénis lors de l'accouplement. Devoir biologique certes, mais pas sans un peu de plaisir, la nature est bien faite tout de même ! Pourtant, chez la femme humaine il n'en est pas de même. Ève aurait-elle encore commis un péché que nous ignorons ? Chez la femme, le clitoris se situe vers le haut de la vulve, avec un gland visible et accessible, mais éloigné de l'orifice vaginal caché entre les cuisses. Cette particularité anatomique serait due à l'évolution. Avec la bipédie, notre clitoris a migré vers le haut. C'est bien dommage, car à moins d'être un acrobate, ce n'est pas le pénis introduit dans le vagin qui arrivera à le stimuler. Il faut donc le flatter à part. Et c'est là qu'avoir un cerveau et des mains devient utile. Quelques exemples de positions intéressantes : levrette avec l'homme caressant le clitoris, missionnaire avec oreiller sous le dos pour favoriser les caresses du pénis sur le clitoris... Il y en a bien d'autres encore.

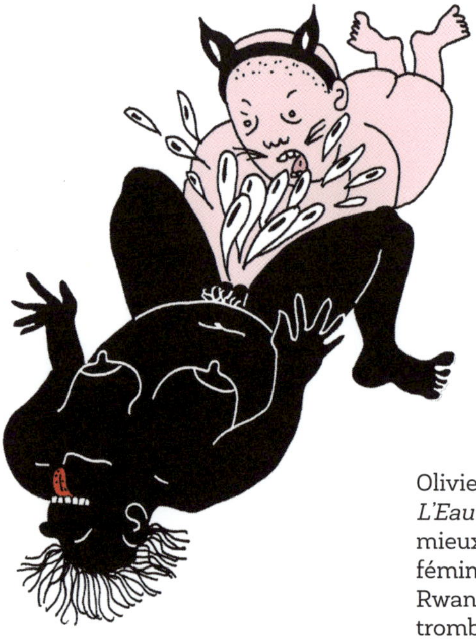

La tradition du kunyaza au Rwanda

Il ne faut jamais dire « fontaine, je ne boirai pas de ton eau ».

Olivier Jourdain, dans son documentaire *L'Eau sacrée*, lève le voile sur le secret le mieux gardé de l'histoire : l'éjaculation féminine ! Si vous souhaitez, comme les Rwandaises, faire jaillir de votre sexe des trombes d'eau, il va falloir vous y atteler dès maintenant. Car c'est dès l'adolescence que les Rwandaises commencent leur préparation. Afin d'augmenter la sensibilité de leurs petites lèvres, elles les étirent en se massant intimement (tout le contraire de la mode de la nymphoplastie !), c'est la coutume du gukuna. Ce n'est pas tout : les époux se doivent de pratiquer le kunyaza. Assis face à sa compagne, l'homme prend son pénis et le tapote sur le clitoris, les lèvres et l'orifice vaginal. C'est ce mélange de gukuna et kunyaza qui provoquerait de multiples orgasmes et l'éjaculation féminine. Au Rwanda, l'amour ne se chante pas, il se boit !

Un peu d'histoire

Âmes sensibles s'abstenir!

Bien moins abordé dans la littérature scientifique que son équivalent masculin, le clitoris a dû attendre 1998 (!!!) pour que son anatomie soit décrite avec exactitude et de manière complète par l'urologue australienne Helen O'Cownnel. Et il aura fallu attendre 2017 pour qu'il soit enfin représenté correctement dans un manuel de SVT en France (et encore sur huit maisons d'édition, une seule représente entièrement l'appareil génital féminin). Pourtant des représentations n'en existaient pas moins depuis l'Antiquité grecque, un premier schéma avait même été réalisé en 1844 par un médecin allemand Georg Ludwig Kobelt... Alors pourquoi avoir attendu aussi longtemps ? La faute en serait à son caractère indépendant vis-à-vis de la procréation et du plaisir masculin dixit l'auteur de *La Fabuleuse Histoire du clitoris* (2013), le sexologue Jean-Claude Piquard. Force est de constater que le clitoris n'a pas eu la vie facile.

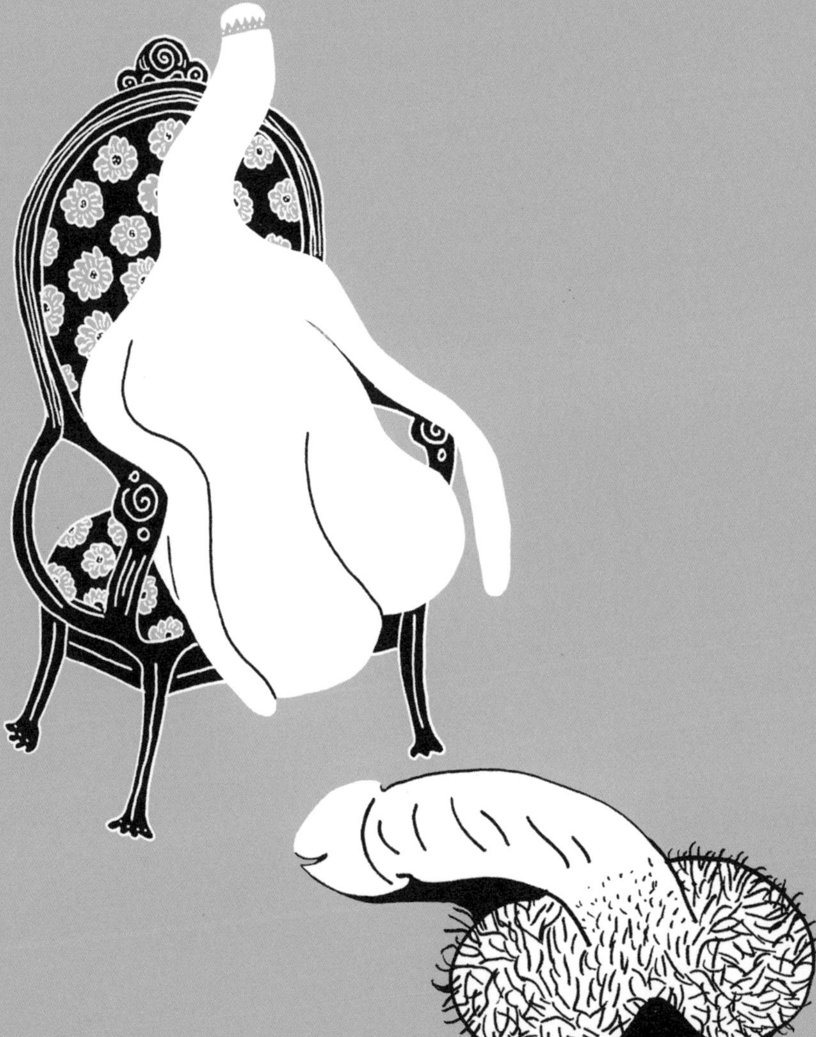

L'ÂGE D'OR

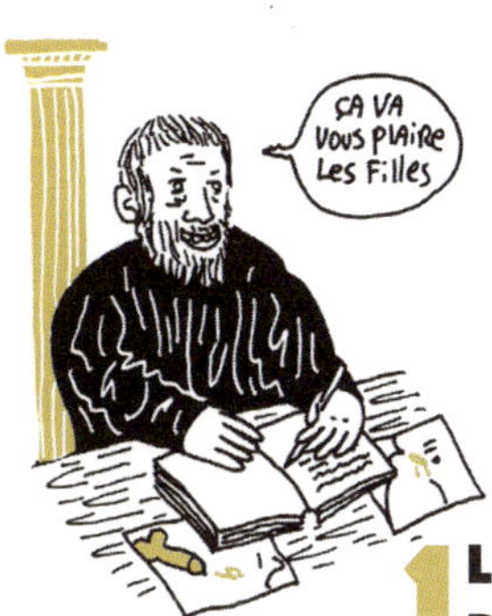
ÇA VA VOUS PLAIRE LES FILLES

1 LA THÉORIE DES FLUIDES

Cette théorie développée dans l'Antiquité par Hippocrate voulait que la création de l'embryon se fasse par le mélange des semences masculine et féminine. Elle voulait également que les femmes produisent une semence lors de l'orgasme, reconnu comme clitoridien. Donc, sans jouissance féminine, pas de bébé possible. Le temps s'écoule tranquillement et jusqu'à la fin du Moyen Âge, on ne cherchera pas à en savoir beaucoup plus. L'idée restera communément répandue que la jouissance provoquée par un massage du clitoris favorise la procréation.

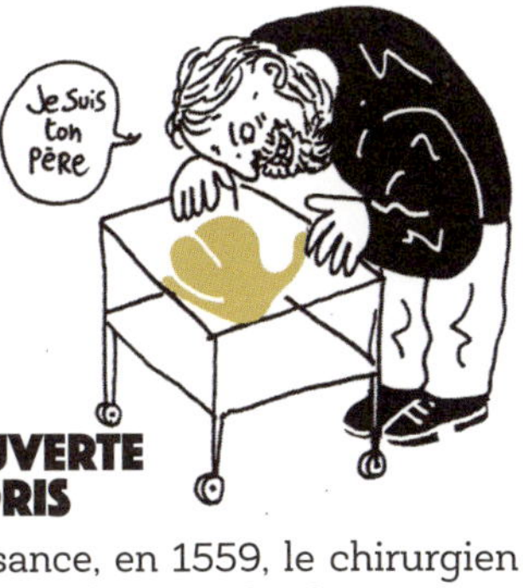
Je Suis ton PÈRE

2 LA DÉCOUVERTE DU CLITORIS

À la Renaissance, en 1559, le chirurgien italien Colombo dissèque le clitoris et en revendique la paternité. Il met en évidence sa capacité érectile et en fait le siège du plaisir féminin.

LA FEMME PÉNIS 3

Mais ces messieurs du XVIe ne sont pas tous d'accord (oui, l'anatomie féminine est une question qui se traite exclusivement entre hommes) et la teneur des débats est plutôt de mauvais augure. Pour l'anatomiste André Vesale, le clitoris est une malformation d'hermaphrodisme. En gros, une queue qui aurait mal tourné. Tandis que pour le père de la chirurgie moderne, Ambroise Paré, il s'agit d'une excroissance anormale, superflue et obscène de l'anatomie féminine.

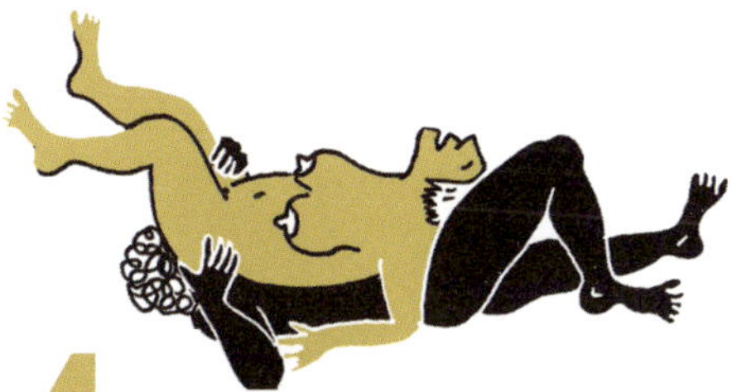

4 LA FÊTE DU SLIP !

Malgré tout, les mauvais nuages sont vite chassés et le XVIIe siècle est une période clitoridienne plutôt faste. Le clitoris est dessiné correctement. Il est vu comme le garant d'un plaisir féminin nécessaire à la fécondation. Bien sûr, il est largement associé à un pénis, une miniature de pénis. Mais il faut voir cela comme un compliment.

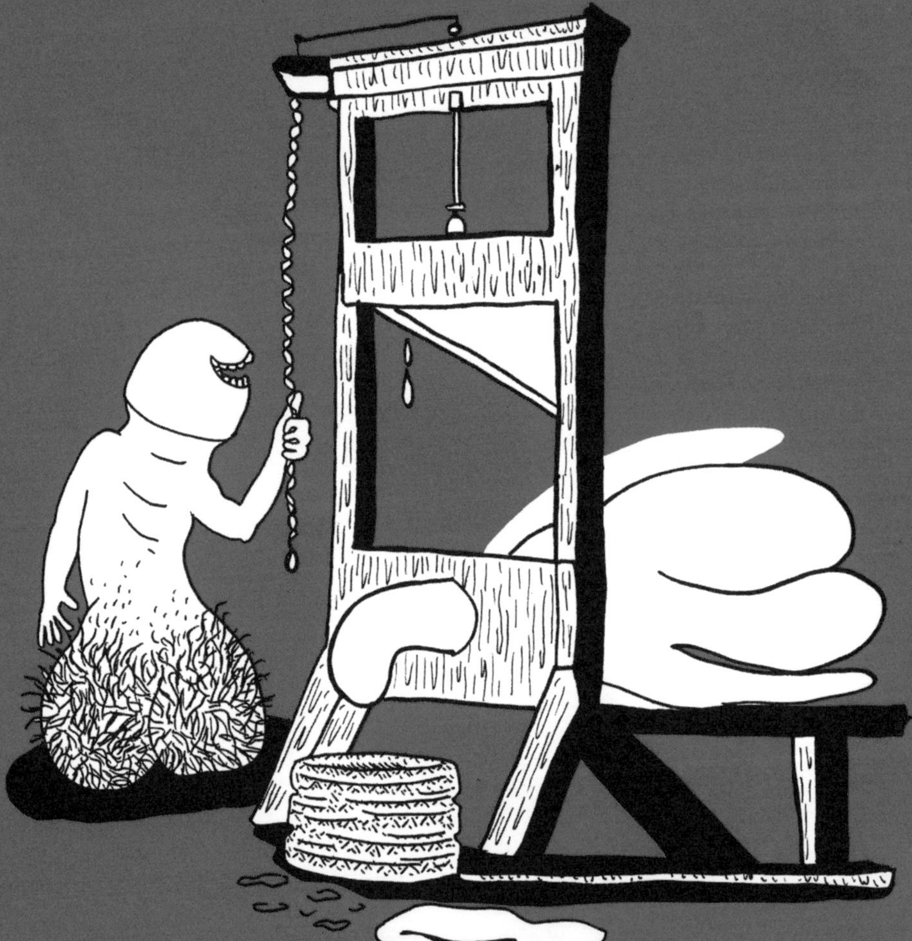

ÇA VA SAIGNER

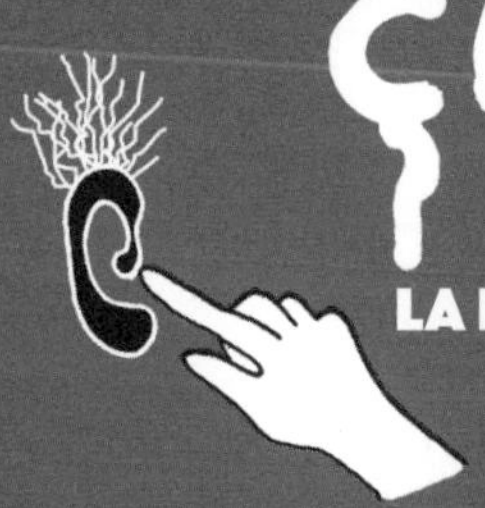

5 LA MASTURBATION REND SOURD

Au XVIIIe sur fond de politiques natalistes, les choses se corsent. On condamne le sexe, mais on ne pense qu'à ça ! La masturbation devient l'origine de tous les maux. Au XIXe, le couperet tombe sur la petite tête du clitoris, symbole de l'autonomie sexuelle féminine. L'excision et l'ablation du clitoris sont officiellement préconisées pour soigner la masturbation, « l'hystérie » et bien d'autres choses. Couperet sur le clito, en 1880 on découvre le processus de la procréation avec la fonction de l'ovule. Le vagin est sacralisé, le pénis divinisé et la pénétration sanctifiée. Aux oubliettes, le clitoris et l'orgasme féminin.

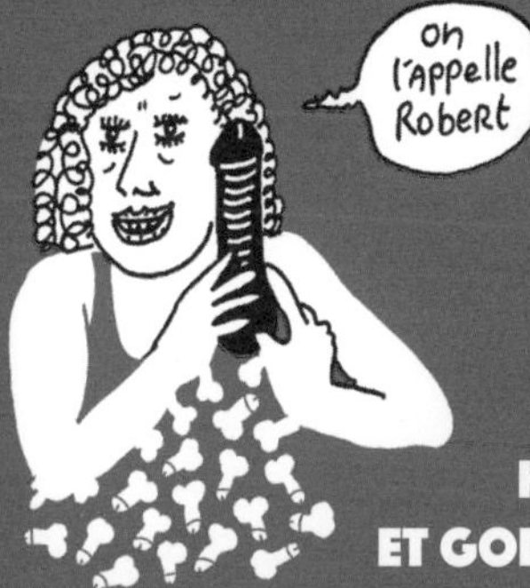

6 HYSTÉRIE ET GODEMICHÉ

Curieux paradoxe, ce siècle sera aussi celui de la création du... vibromasseur, et ce, à la demande des médecins ! Les femmes sont malades, migraineuses, épileptiques, l'« hystérie » fait des ravages (on craint même une pandémie nous dit l'historienne américaine Rachel Maines !).

Ces messieurs ont l'habitude de les « soigner » par des « massages » pelviens, mais cela fatigue la main, prend du temps. Le premier vibromasseur mécanique à vapeur a pour joli nom « le marteau de Granville », du nom du médecin anglais qui l'a breveté.

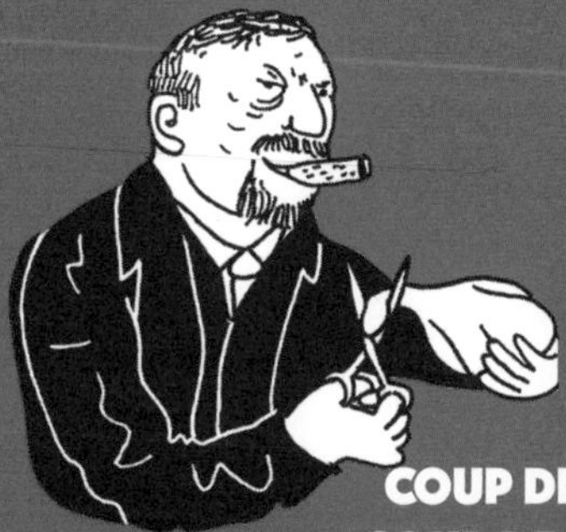

7 COUP DE GRÂCE COUP DE GOMME

Il est donné par Freud en 1930 avec sa théorie selon laquelle les « vraies femmes » ne peuvent s'épanouir que par la pénétration, elles doivent être vaginales. Les autres n'ont pas dépassé leur complexe de la castration. Déficientes, à force de tripoter leur clitoris elles finiront hystériques ou bisexuelles. Le mythe de l'orgasme vaginal est né, et il connaîtra le beau succès qu'on sait. On se désintéresse de plus en plus du clitoris. Peu à peu, il en vient à ne même plus être nommé dans les livres d'anatomie médicale. Il finira par disparaître de la plupart des dictionnaires entre les années 1930 et 1960. Aux oubliettes le clitoris, et l'orgasme féminin avec !

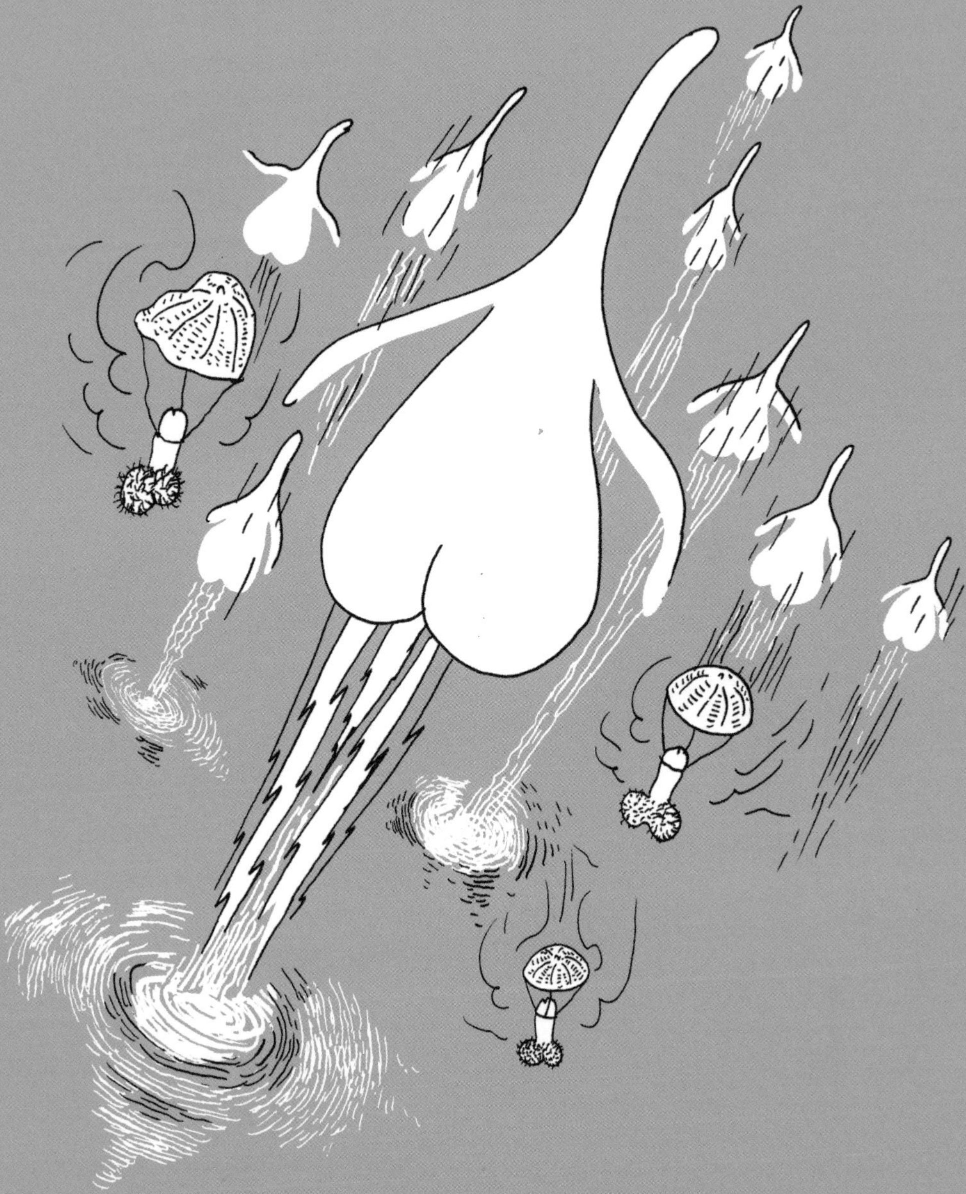

MÊME PAS MORT !

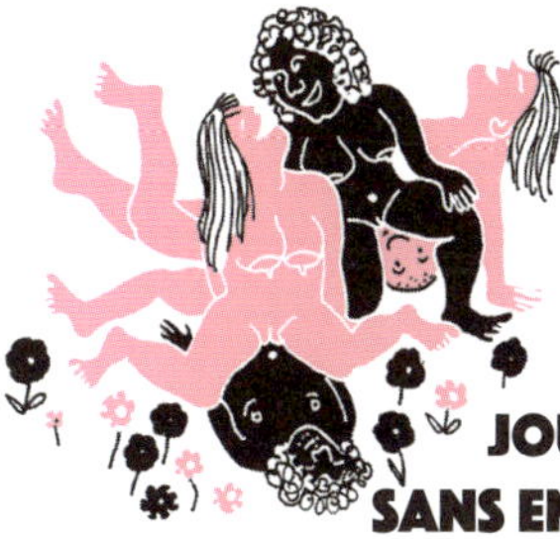

10 JOUISSONS SANS ENTRAVES

Dans les années 1950, Masters et Johnson, les pionniers de la sexologie moderne, montrent que le clitoris est la région principale à l'origine du plaisir sexuel féminin. Mais il faudra attendre les années 1970 pour que les femmes commencent à s'approprier la folle nouvelle qu'« on peut avoir du plaisir sans le pénis et indépendamment de la procréation » ! Le clitoris entreprend alors sa lente réhabilitation.

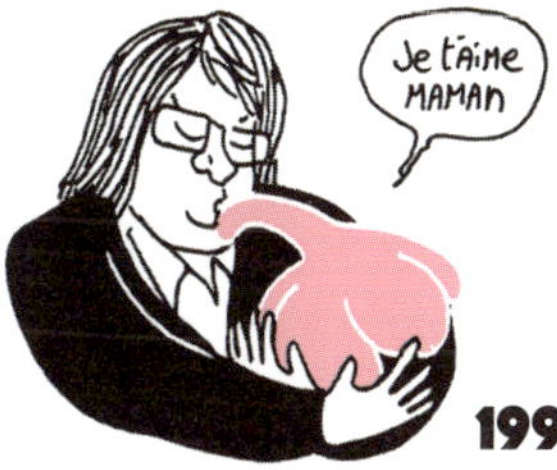

11 1998 PHOTOGRAPHIE IN VIVO DU CLITORIS

Le clitoris n'est pas un petit ver, mais un beau papillon ! L'urologue australienne Helen O'Connel dissèque le clitoris entièrement et (re)découvre que les piliers, les bulbes vestibulaires forment une même entité avec le gland du clitoris. Ce qu'on appelle l'orgasme vaginal s'expliquerait alors par l'interconnexion entre le vagin, l'urètre et le clitoris.

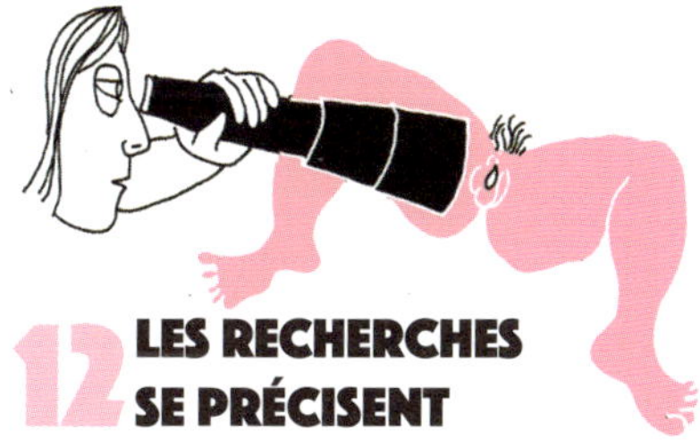

12 LES RECHERCHES SE PRÉCISENT

C'est en 2005 qu'a lieu la première résonance magnétique nucléaire du clitoris. Elle permet de générer une image très précise de ce dernier en 3D. En 2009, la gynécologue et obstétricienne française Odile Buisson réalise avec le docteur Pierre Foldès, spécialiste de la réparation des mutilations génitales, une échographie du clitoris pendant le coït. Leurs observations mettent fin au débat entre femmes vaginales et clitoridiennes, puisque de toute façon le clitoris est toujours dans le jeu quelle que soit la stimulation.

ET MAINTENANT ? 13

Même si aujourd'hui on peut l'imprimer en 3D et prononcer son nom, il reste encore du chemin à parcourir avant de pouvoir jouir à égalité. Pour que le clitoris existe dans les pratiques sexuelles, il faut en parler encore et encore. On a trouvé cette petite blague sur Humour-Blague.com : « Deux clitoris se rencontrent, l'un dit à l'autre :
— Alors on m'a dit que tu es frigide ?
— Ooh, ce sont les mauvaises langues qui disent ça ! »

Comment perdre son clitoris

UN POINT SUR LES MUTILATIONS GÉNITALES

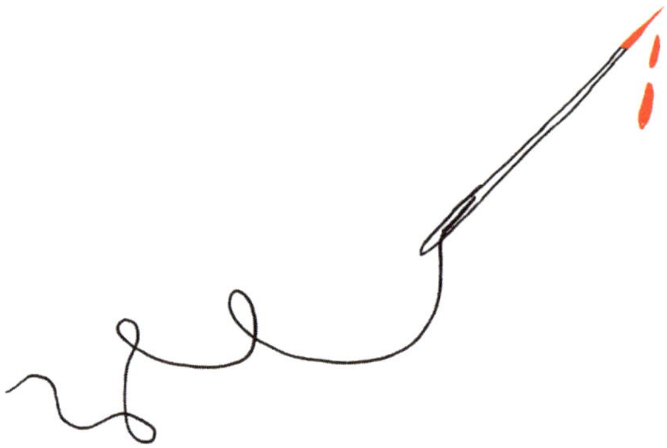

Trancher, lacérer, arracher, ablater, suturer : on ne parle pas d'abats, mais bien de sexe féminin. Leur origine n'est pas très claire, mais il est certain que les mutilations génitales féminines sont une pratique plurimillénaire (on a retrouvé des momies excisées !). Aujourd'hui, selon l'UNICEF, 200 millions de femmes seraient concernées. D'après l'ONG Plan International, on couperait toutes les 10 secondes à une fillette un morceau de son sexe, le plus souvent du clitoris et des petites lèvres, avec ou sans excision des grandes lèvres. Il y aussi l'infibulation : on rétrécit l'orifice vaginal en sectionnant et en rapprochant les grandes lèvres. Parfois, on les suture.

L'inventaire des justifications données à cette mutilation donne le tournis : hermaphrodisme, vestige masculin à éliminer, préservation de la virginité, gêne à l'accouchement, meilleure fécondité, lutte contre la bisexualité, respect des us et coutumes, préservation d'une identité culturelle, meilleure hygiène, on parle même d'esthétisme. Plus simplement, il s'agit de maintenir une domination masculine en contrôlant la sexualité des femmes. Ces mutilations sont encore pratiquées sur les fillettes dans de nombreux pays d'Afrique, au Moyen-Orient et en Asie, mais également dans les diasporas. Le phénomène est difficile à endiguer car il est largement ressenti comme une obligation sociale (sans excision pas de mariage, il faut préserver « l'honneur » de la famille, c'est bien pour les filles, ça les « calme »), et peu perçu comme un crime. Mais les choses changent.

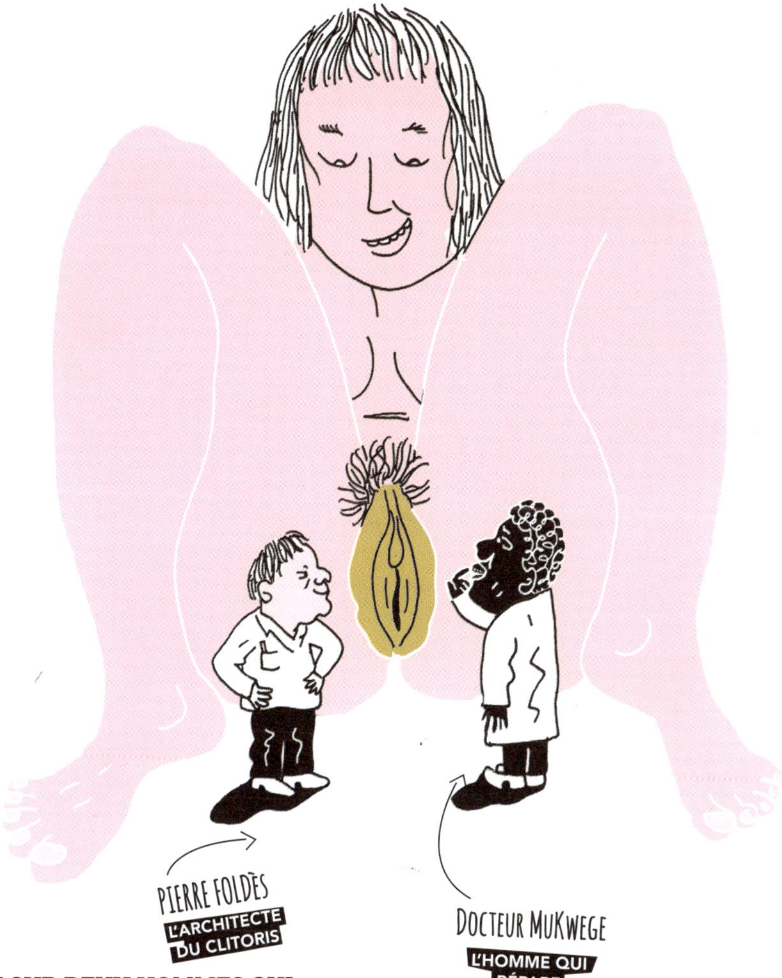

LUMIÈRE SUR DEUX HOMMES QUI LUTTENT CONTRE L'EXCISION.

Chirurgien urologue de Saint-Germain-en-Laye, Pierre Foldès fut parmi les premiers à « restaurer » ce qui a été mutilé lorsqu'il travaillait pour Médecins sans Frontières. Véritable espoir pour les femmes excisées à un retour à une sexualité agréable, c'est également grâce à lui que cette chirurgie réparatrice est remboursée par la Sécurité sociale en France.

Prix Nobel de la paix 2018, chirurgien urologue congolais, pasteur et militant des droits de l'homme, Denis Mukwege soigne les sexes des femmes (mais aussi de petites filles et de bébés) violées et torturées dans la région du Kivu dans l'est de la République démocratique du Congo. Il est surnommé « l'homme qui répare les femmes ».

Opération d'excision

Ablation totale ou partielle du clitoris et des petites lèvres

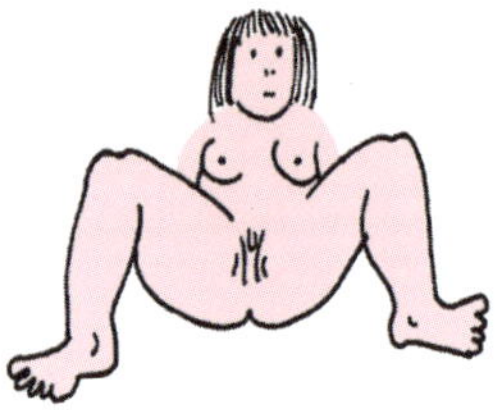

UN **JEUNE** CLITORIS

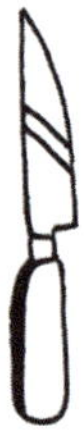

UN PETIT COUTEAU

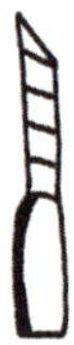

UNE LAME DE RASOIR

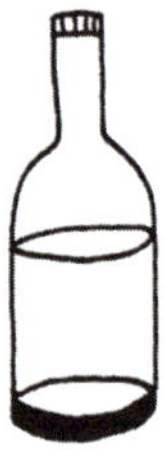

DE L'EAU

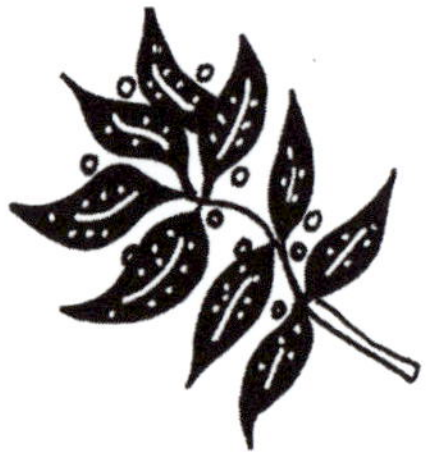

DES PLANTES CICATRISANTES

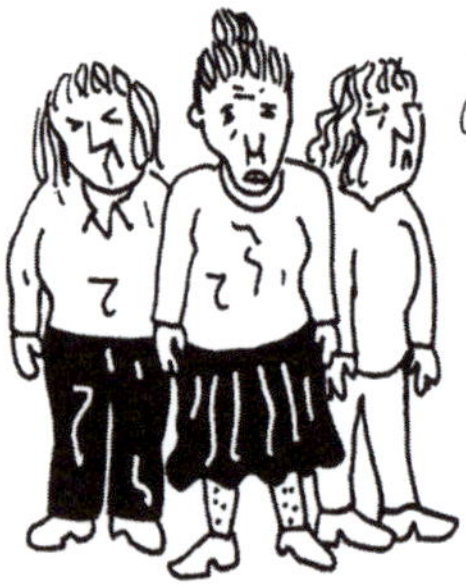

UN COLLÈGE **DE PLUSIEURS FEMMES ÂGÉES**

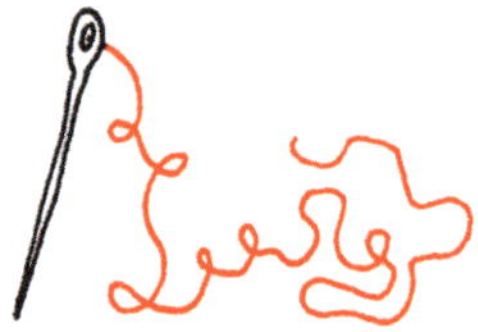

OPTIONNEL :
DU FIL ET UNE AIGUILLE

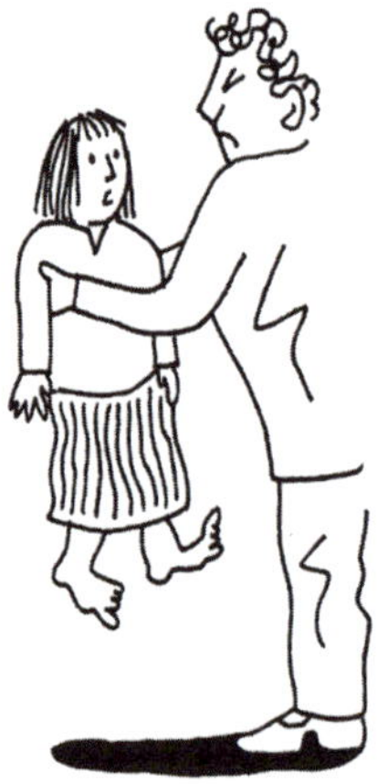

PRENEZ LA PETITE FILLE
OU LA JEUNE FILLE

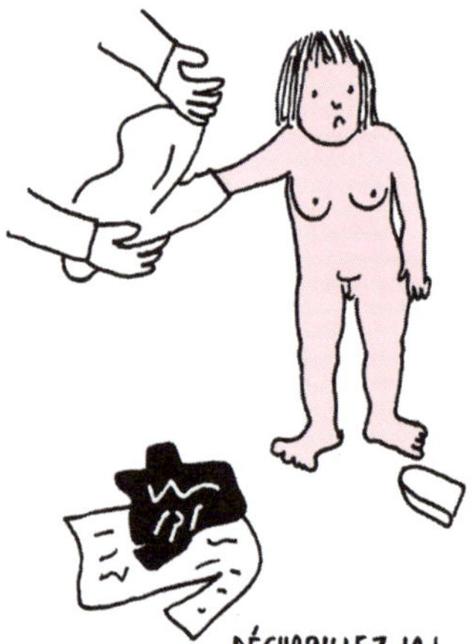

DÉSHABILLEZ-LA !

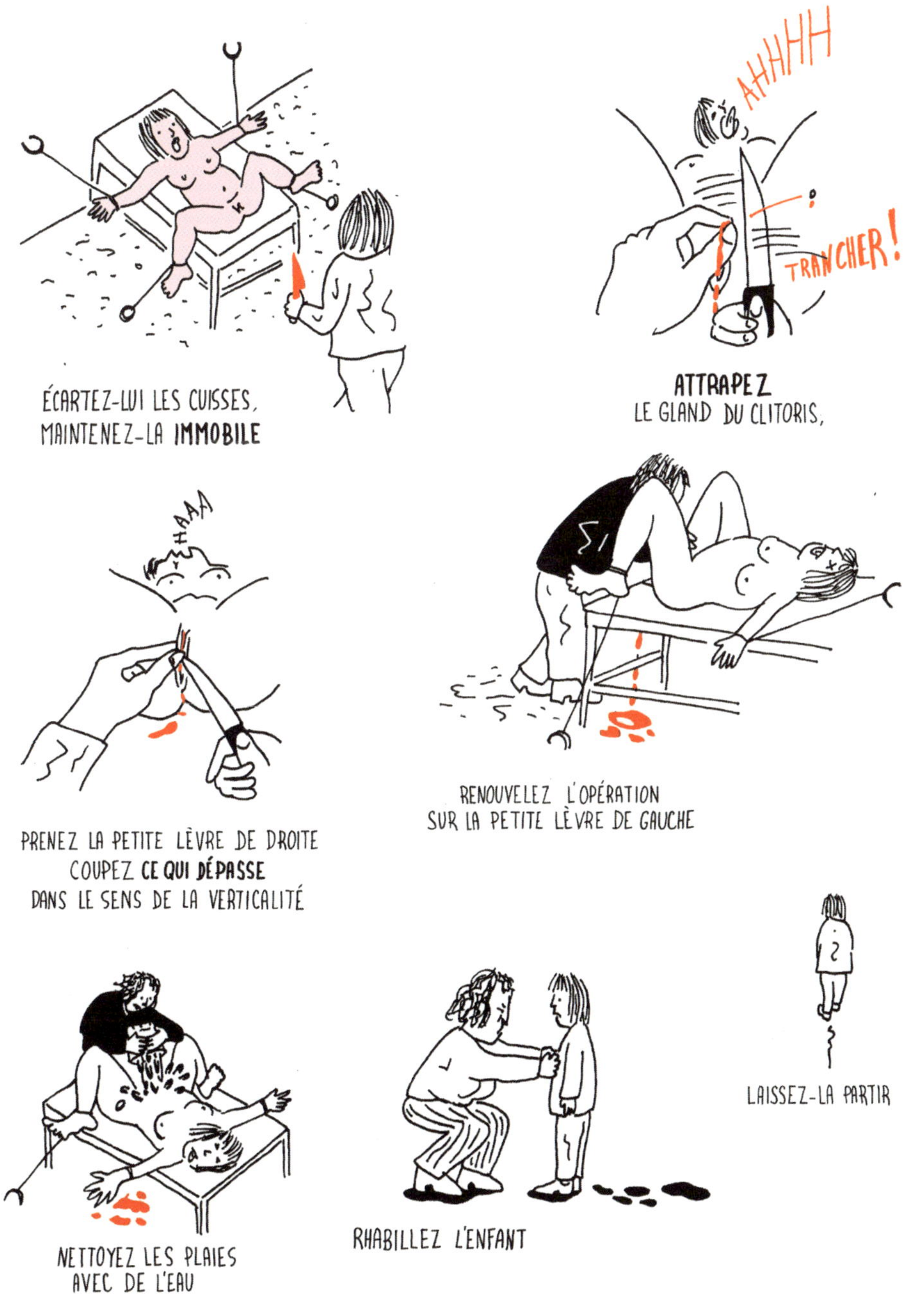
ÉCARTEZ-LUI LES CUISSES,
MAINTENEZ-LA **IMMOBILE**
AHHHH
TRANCHER !
ATTRAPEZ
LE GLAND DU CLITORIS,
HAAA
PRENEZ LA PETITE LÈVRE DE DROITE
COUPEZ **CE QUI DÉPASSE**
DANS LE SENS DE LA VERTICALITÉ
RENOUVELEZ L'OPÉRATION
SUR LA PETITE LÈVRE DE GAUCHE
NETTOYEZ LES PLAIES
AVEC DE L'EAU
RHABILLEZ L'ENFANT
LAISSEZ-LA PARTIR

À vos clitos !

UN ORGANE TRÈS RÉACTIF... AU POTENTIEL EXPLOSIF

Aucun organe humain n'a sa sensibilité, c'est THE zone érogène primaire. Sa partie externe, le gland, possède plus de 8 000 terminaisons nerveuses, soit beaucoup plus que son homologue masculin (environ 6 000), et sur une surface bien plus petite (entre 3 et 5 mm en moyenne) ! Un puissant concentré de dopamine pour qui sait le manipuler. Le plaisir féminin sexuel émancipé. Ce dernier n'est pas plus cérébral, plus mystérieux ni même plus affectif que le plaisir masculin. Avec une activité sexuelle stimulant le clitoris, on vrombit de plaisir !

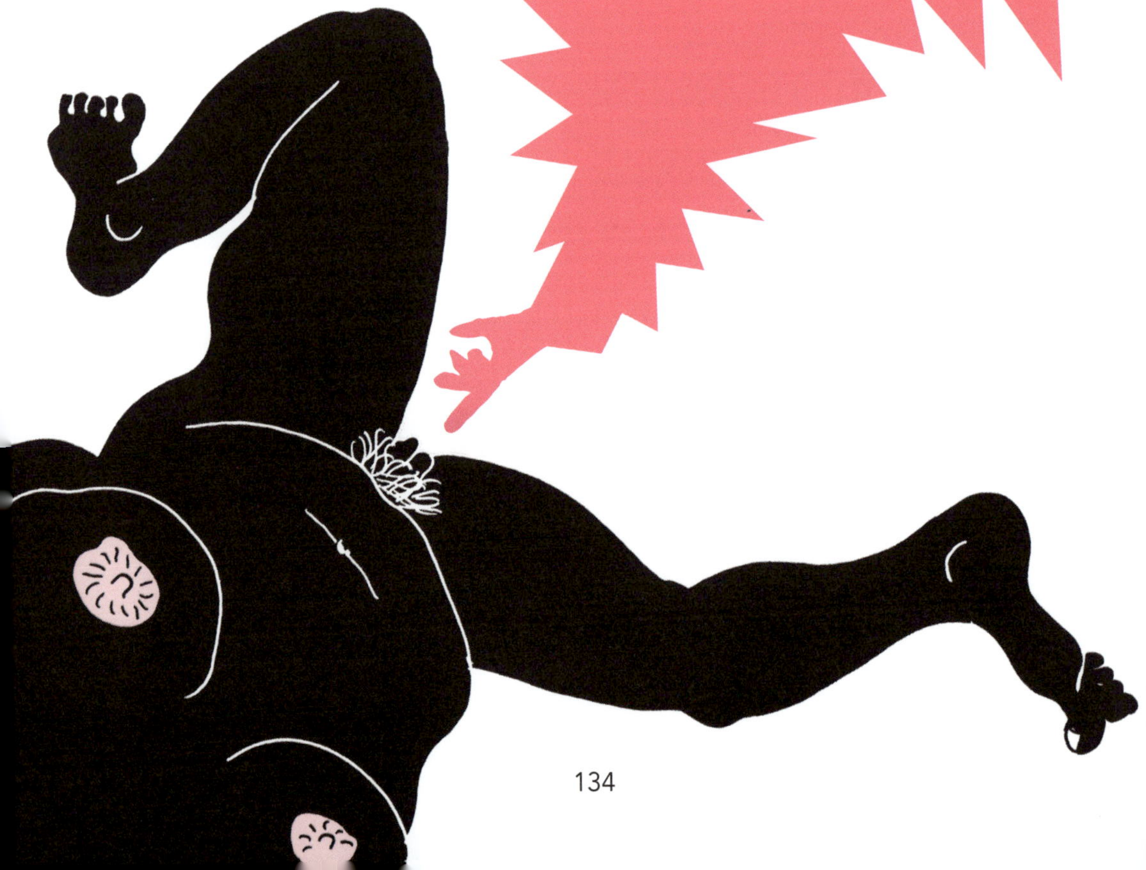

Hum ... Hum ... Oh Oui !

COMMENT LE RENDRE HEUREUX ?

Il y a autant de clitoris que de femmes, et pas de formule magique pour jouir. Mais avec un peu de savoir et beaucoup de savoir-faire, vous saurez le rendre heureux.

Quelques exercices pratiques. Allongez-vous sur le dos et mettez vos jambes en position de papillon. Cette position ouvre la vulve et permet un très bon contrôle des muscles pelviens.

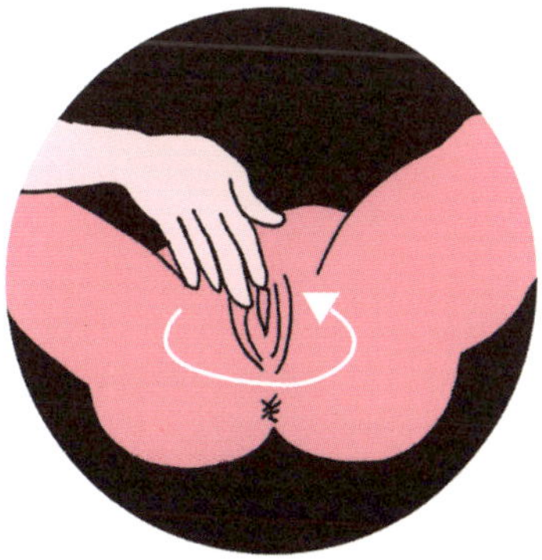

Avec le clitoris, il faut y aller en douceur. Commencez à explorer votre vulve : humidifiez votre doigt, écartez les lèvres pour découvrir le gland de votre clitoris situé un peu au-dessus de l'orifice vaginal. Faites ensuite de petits mouvements circulaires autour du gland. Alternez doux effleurements, petites pressions, mouvements plus frénétiques. Ou alors allez et venez dans le sens de la fente, de bas en haut. Ça, c'est la base, les présentations si on peut dire.

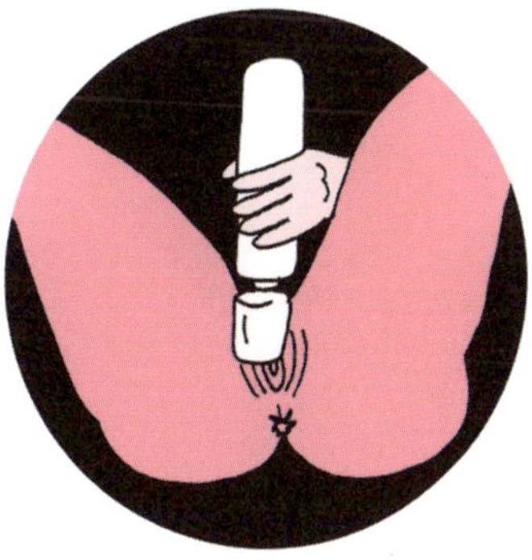

Autre possibilité : se servir d'un mini vibro en remplacement des doigts. L'orgasme arrivera plus vite du fait des vibrations sur le clitoris qui seront beaucoup plus rapides qu'avec les doigts. Vous pouvez également varier la position des jambes : serrées ou cuisses remontées vers l'arrière et insérer en même temps un doigt dans le vagin. Le délai de survenue de l'orgasme devrait être de 5 à 30 minutes en fonction des femmes et des jours...
À noter que le clitoris devient plus sensible après l'orgasme : poursuivre la masturbation peut alors causer un inconfort.

Une petite séance d'expérimentations ? Un, deux, trois, où sont vos doigts ? C'est parti !

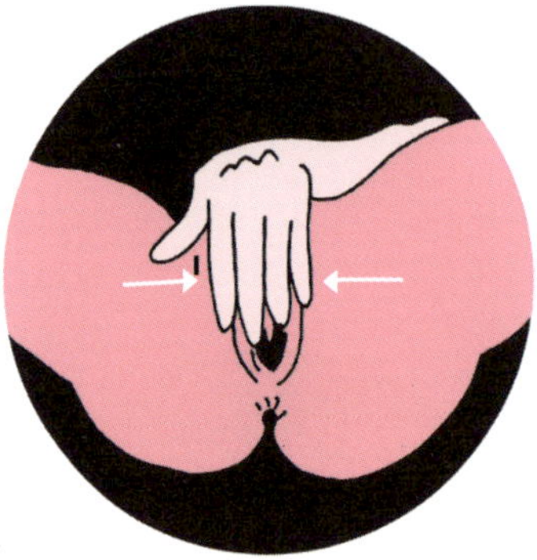

LEÇON N° 1

LAISSEZ-LE ÊTRE SUBMERGÉ

D'une main douce, venez caresser (la paume de la main sur le mont pubis) l'ensemble de la vulve. Pressez progressivement vos doigts sur la surface vulvaire, comme si votre main avait chaussé une palme et que vous souhaitiez remonter à la surface. Appuyez de plus en plus intensément et maintenez la pression. A priori, c'est l'heure du grand plongeon !

LEÇON N° 2

PARLEZ-LUI DU BOUT DES LÈVRES

Massez votre gland en le prenant entre vos doigts avec les grosses lèvres. Le pouce et l'index d'un côté des lèvres, les autres doigts de l'autre côté. Pressez en faisant rouler vos lèvres.

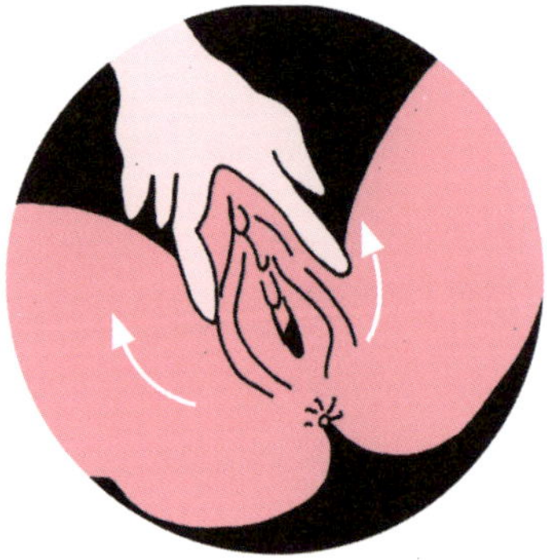

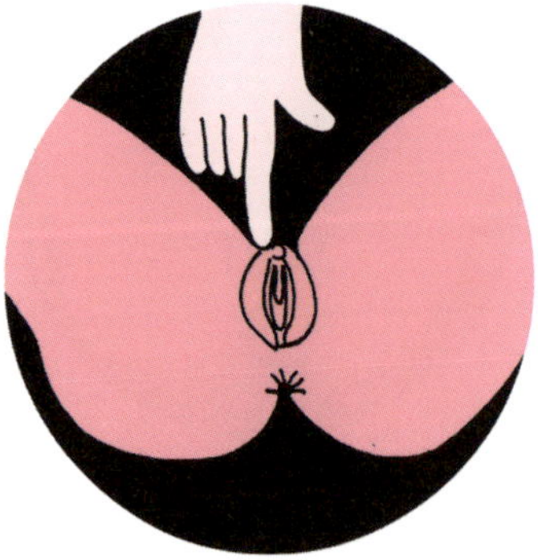

LEÇON N° 3

NE LUI METTEZ PAS LA PRESSION

Tapotez plus ou moins légèrement votre gland, d'un côté ou d'un autre ; un côté répondra plus favorablement que l'autre. Augmentez alors la pression au fur et à mesure, puis, une fois au bord de l'orgasme, restez à pression constante.

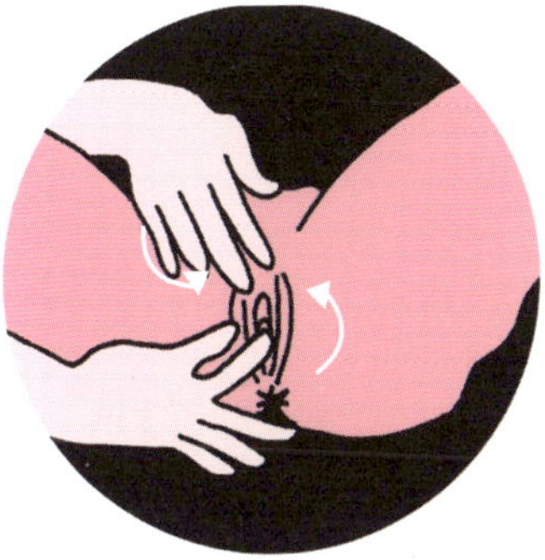

LEÇON N° 4

PRENEZ-LE À REBROUSSE POIL

Caressez avec une main et dans un sens l'orifice vaginal, tandis que votre autre main caressera dans le sens inverse et plus rapidement le gland du clitoris. Attention, cela demande une certaine maîtrise de la désynchronisation.

LEÇON N° 5

INVERSER LES RÔLES

Pour celles qui possèdent un gland plus proéminent, maniez-le comme un pénis. Attrapez-le à la racine et masturbez-le délicatement.

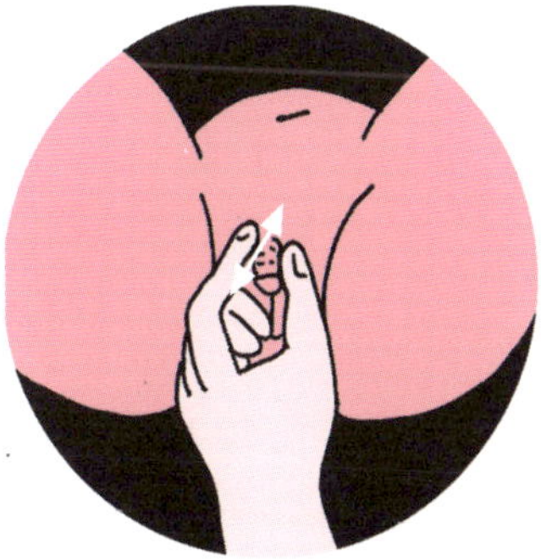

Ah, et au fait, vaginale ou clitoridienne ? Cette distinction (que l'on doit à Freud) n'a aucun sens, puisque le clitoris occupe l'ensemble de nos parties génitales, ses racines enserrant le vagin. La stimulation peut donc se faire au niveau du gland, à travers son capuchon ou par l'intérieur du vagin par pression au niveau de la base du clitoris. La simple action de va-et-vient lors de la pénétration peut ainsi provoquer une stimulation du clitoris, mais l'origine de l'orgasme sera toujours clitoridienne. Faire l'amour sans pénétration peut être tout aussi bon.

Contact, pression, caresse, frottement, léchage... le clitoris peut être caressé à peu près n'importe comment. Ultra-sensible et exigeant, tout est dans le dosage.

Le mot de la fin…

RIEN D'IMPUR, RIEN DE DÉGOÛTANT, VIVE LE PÉRINÉE ET SES FONCTIONS !

Il n'y a pas de fatalité ou de normalité dans les fuites urinaires, les cystites à répétition, les douleurs pelviennes, la constipation chronique, la descente d'organes à 70 ans ou l'épisiotomie pour un premier accouchement ! Être une femme ce n'est pas forcément se faire pipi dessus quand on rit et les hommes peuvent, eux aussi, avoir besoin de prendre soin de leur périnée. Le sexisme est aussi bien ancré dans le monde médical que partout ailleurs. À l'ère post #MeToo et devant le succès de plateformes telles que PayeTaShnek ou PayeTonUterus, difficile de le nier. À nous d'apprendre à connaître notre corps et son fonctionnement, à faire valoir les particularités de l'anatomie féminine là où le masculin est encore trop souvent la référence pour une défécation plus fluide, un pipi musical, une pratique sportive adaptée et du sexe plus ardent !

REMERCIEMENTS

À Catherine Caly, sage-femme, Nadia Mazabraud, kinésithérapeute, Hugues Caly, gynécologue obstétricien, Anne Sophie Compain, médecin généraliste, pour leurs relectures scientifiques, leurs encouragements et leur humour. Il·elle.s ont été nos premiers lecteur·rice·s et ce n'est pas rien ! Nous remercions particulièrement notre déesse du périnée, Catherine Caly.

À Chloé Hautecouverture, Jacques-Yves Boyer Chammard, Gaëlle Delahaye, Aurélie Stéfani, Christine Sallès pour la chasse aux fautes d'orthographe, les liens, les coupures de presse et tant d'autres choses.

À Stéphane, qui a écouté parler du périnée sans jamais, non, jamais se lasser.

À nos familles pour leur soutien indéfectible dans tous nos projets, même lorsqu'il s'agit de parler de « pipi-caca » !

POUR SAVOIR D'OÙ NOUS TIRONS TOUTES NOS PASSIONNANTES INFOS

De livres !

Aguiléra Efféa, Larotonda Julia (illustratrice), **Rituels de femmes pour découvrir le potentiel du périnée**, Le Courrier Du Livre, collection « l'Éveil du Féminin », 2015.

Aguiléra Efféa, **Un périnée heureux, c'est possible !**, Le Courrier Du Livre, 2018.

Bautrant Éric, **Périnée, sexe féminin sans tabou**, Alpen, collection « C'est naturel », 2016.

Bourcier Alain, Juras Jean, **Les Dialogues du périnée**, Odile Jacob, 2016.

Brochmann Nina, Støkken Dahl Ellen, **Les joies d'en bas : tout sur le sexe féminin**, Actes Sud, 2018.

Brune Élisa, Ferroul Yves, **Le Secret des femmes : voyage au cœur du plaisir et de la jouissance**, Odile Jacob, 2010.

Calais-Germain Blandine, **Abdos sans risque**, ADVERBUM, 2008.

Calais-Germain Blandine, **Le Périnée féminin et l'accouchement**, Désiris, 1999.

Carré Delphine, Siméon Clémentine, **Périnée, tout ce que vous avez toujours voulu savoir sans oser le demander**, Éditions de l'Opportun, 2017.

Coq Catherine, **La Chronique du périnée**, Le Passeur, 2018.

Dodson Betty, **Sex for One : The Joy of Selfloving**, Three Rivers Press, 1996.

Edgard-Rosa Clarence, **Les gros mots : Abécédaire joyeusement moderne du féminisme**, Hugo Document, 2016.

Edgard-Rosa Clarence, **Connais-toi toi-même - Guide d'auto-exploration du sexe féminin**, La Musardine, 2019

Enders Giulia, **Le charme discret de l'intestin – Tout sur un organe mal aimé**, Actes Sud, 2015.

Fabre-Clergue Chantal (coord.), **Guide pour la pratique des sages-femmes en rééducation périnéale**, Collège National des Sages-Femmes de France, 2014.

Sohn Lili, **Vagin tonic**, Casterman BD, 2018.

Fabre-Clergue Chantal, **Anatomie simplifiée du périnée féminin**, (kit et dvd), Ed Sauramps, 2012.

Galliac Alanbari Sandrine, **Rééducation périnéale féminine : mode d'emploi**, Robert Jauze, 2005.

Gasquet (de) Bernadette, Dr., **Périnée : arrêtons le massacre. Prévenir et réparer les erreurs répétées dans la vie quotidienne, la maternité, le sport**..., Marabout, 2011.

Gasquet (de) Bernadette, **Bien-être et maternité**, Albin Michel, 2009.

Gasquet (de) Bernadette, **En pleine forme après bébé : la méthode de Gasquet**, Marabout, 2012.

Hintikka Pihla, Rigoulet Elisa, **Le guide féministe de la grossesse, pour des futurs parents libres** Marabout, 2019.

Hubin Alexandra, Michel Caroline, **Entre mes lèvres, mon clitoris : confidences d'un organe mystérieux**, Eyrolles, 2018.

Kitzinger Sheila, **L'Expérience sexuelle des femmes**, Seuil, 1986.

Lahaye Marie-Helène, **Accouchement. Les femmes méritent mieux**, Michalon Éditeur, 2018.

Leclerc Roland, **Corps de mère, corps de femme. Préparer et retrouver son corps**, Le Cherche Midi, 2004.

Netter Frank, **Atlas d'anatomie humaine**, 5e éd. (section 5, pelvis et périnée),Elsevier-Masson, 2011.

Piquard Jean-Claude, **La Fabuleuse Histoire du clitoris**, H&O, 2013.

Roy Anna, **On en parle de mon périnée ? Apprivoisez (enfin) votre périnée : un guide pratique et ludique pour faire le tour de la question et en finir avec les tabous**, Leduc.s, 2018.

Vigué-Martín, **Atlas d'anatomie humaine**, Désiris, 2004.

De sites sur les différentes méthodes de rééducation périnéale !

Caufriez Concept, le site de la gymnastique hypopressive de Marcel Caufriez, disponible sur www.caufriezconcept.com

Les baleines bleues, le site de Chantal Fabre-Clergue, disponible sur www.lesbaleines-bleues.com

Institut Blandine Calais-Germain, disponible sur www.calais-germain.com

Institut de Formation Guillarme, disponible sur www.methode-guillarme.com

Institut de Gasquet, la médecine a son yoga, disponible sur www.degasquet.com

Institut Naissance & Formation. Connaissance et Maîtrise du Périnée (CMP), disponible sur www.institutnaissanceetformations.fr

La boutique du périnée et de la rééducation périnéale, disponible sur www.perineeshop.com

Sport Spécificités féminines association, le site de l'association disponible sur www.sport-sf.com

De films, de documentaires, de séries !

Big Mouth, série d'animation pour adultes de Nick Kroll, Mark Levin, Andrew Golberg, 2016, disponible sur Netflix

Kreatur N°1 Le Vagin, web-émission féministe d'Arte, www.arte.tv

L'Eau sacrée, film-documentaire d'Olivier Jourdain, Nameless Productions, 2016

L'Homme qui répare les femmes : La Colère d'Hippocrate, film de guerre-documentaire, 2015

La Chaîne YouTube pour les vidéos d'anatomie en 3D de l'université de Lyon1, disponible sur www.youtube.com/user/Anatomie3DLyon

Le Clitoris, documentaire de Lory Malépart-Traversy, 2016, disponible sur YouTube.com

Le Périnée féminin, vidéo 3D, Anatomie 3D Université Lyon disponible sur YouTube.com

Viva la vulva, film-documentaire de Gabi Schweiger, Arte, 2019

De blogs, de sites, de comptes Instagram qui mettent à l'honneur le sexe féminin !

Betty Dodson & Carlin Ross, Better Orgasm, Better World, Le blog de la sexologue artiste Betty Dodson et de Carlin Ross, disponible sur dodsonandross.com/blogs/betty-dodson

Clit'info, le blog de la chercheuse Odile Fillod dédié à l'organe féminin, disponible sur odile-fillod.wixsite.com/clitoris

Césarine, l'association qui écoute et conseille les femmes ayant subi une césarienne, disponible sur www.cesarine.org

Emmaclit, le blog de la dessinatrice Emma, disponible sur emmaclit.com

Kim Anami, le blog de la spécialiste du « Kung Fu vaginal », Kim Anami, disponible sur kimanami.com

Fearfreechildbirth, le blog de la thérapeute britannique Alexia Leachman expliquant la tocophobie, disponible sur www. fearfreechild-birth.com

La Vagina Guerilla, le site de l'association disponible sur vaginaguerilla.tictail.com

Le Vagin connaisseur, le site canadien de Mel Goyer disponible sur vaginconnaisseur.com

Marie accouche là, le blog de la féministe Marie-Hélène Lahaye, disponible sur marieac-couchela.blog.lemonde.fr

Point de vulve, le site de la journaliste Chloé Dalibon, disponible sur pointdevulve.com

The Vulva Gallery, le site de l'artiste hollandaise Hilde Atalanta, disponible sur www.thevulvagallery.com

Club Clitoris, le compte Instagram de l'illustratrice américaine Meredith Grace White

Clit Revolution, web série documentaire écrite et réalisée par Elvire Duvelle-Charles et Sarah Constantin, disponible sur www.france.tv/slash/clit-révolution/

OMGYes, le site qui explique en vidéo comment les femmes se masturbent, disponible sur www.OMGYes.com (accès payant)

Klaire fait Grr, le Facebook de la youtubeuse Klaire

La Musardine, 122 rue du Chemin-Vert, 75011 Paris
www.lamusardine.com
ISBN : 9782364905337

Dépôt légal : Février 2020
Imprimé en Bulgarie, par Pulsio